監察医が泣いた
死体の再鑑定

——2度は殺させない——

元東京都監察医務院長・医学博士
上野正彦

東京書籍

監察医が泣いた死体の再鑑定

まえがき

私の職業は監察医である。東京都監察医務院で三〇年にわたり、東京都内で起きた変死体について、それがなぜ亡くなったかを調べるため、検死、および解剖を行ってきた。

その数、検死が二万体、うち解剖が五千体におよぶ。

「私は自殺したのではありません。殺されたのです」

そういう死者の声に耳を傾けてきた。

一方、東京都監察医務院を退職と同時に『死体は語る』という本を上梓し、ベストセラーになったこともあってか、いったん検死結果が出た死体の再鑑定を依頼されることも多くなった。法医学評論家としてテレビやラジオで解説を行うかたわら、警察や保険会社、あるいは遺族の求めに応じるようになったのだ。

「検死解剖の結果が出たのですが、それは本当でしょうか。再鑑定をお願いできませんか」

警察から交通事故で処理したが、殺人の疑いが出てきたので再鑑定してほしいという依頼がある。保険会社から一億円の傷害保険をかけていた人が事故死したが、殺人の疑いがあるので再鑑定してもらえないかという依頼がある。遺族からいじめで殺されたのに病死という検死結果が出た、納得できないので再鑑定してもらえないかという依頼がある。

私は、提示された資料を精査する。そして依頼者の要望に沿った鑑定ができるときだけ引き受け、そうでないときはお断りしている。鑑定料をいただけるからと事実を曲げて依頼者に有利な鑑定は決して行わない。

今まで三〇〇件以上の再鑑定を行ってきたから年に一〇件くらいの割合になるだろうか。死体の再鑑定をやるようになってから思ったことがある。語弊があるかもしれないが、従来の死体の検死や解剖に比べて、実にドラマチックだということだ。

もともと別の法医学者の鑑定結果がある。それをもとにその鑑定は間違っているのではないかと再鑑定をするのだ。そこには様々な人間模様が複雑に絡みあっていて、事件そのものも二転、三転することになる。ときには長期にわたって再鑑定の再々鑑定を引き受けることもあるし、裁判所で最初の鑑定人と対峙し、証言することもある。

今回、私は、そんな「死体の再鑑定」に絞った著書を初めて綴ることになった。ぜひこの数奇なドラマの行方を追っていただきたい。

上野正彦

ブックデザイン◉長谷川理

目次

企画構成◉桑原渓一

* I *

1　顔から消えた痕跡

街のいたるところでクリスマスソングが流れる中、私は県警の覆面パトカーの後部座席に乗せられ、ある場所へと向かっていた。運転手は若い刑事で、私の隣に座っているのは今回の事件を担当する年配の刑事だ。

「先生、本日はどうぞよろしくお願いします」

担当刑事が、そういって頭を下げ、一緒に車に乗り込んだのは、一時間以上も前のことだから、けっこう長い時間、乗車していることになる。担当刑事は、話し好きなのか、車に乗り込んだ途端、連日ワイドショーを賑わせている、ある凶悪事件について話をはじめた。事件の話題なのは刑事という職業柄からかもしれないし、よくある世間話の類いかもしれない。ひと通り事件の話をし終えたのか、刑事は話題を変えた。

「この間、健康診断があったんですが、どうも糖尿の気があるらしくて。先生、どんなことに注意をすればいいですかね」

私の肩書は元東京都監察医務院長であるとともに医学博士でもあるから、警察官からその手の相談を受けることも少なくない。以前、一緒に仕事をした警察官からは、娘が風邪をひいて長引いているが、ほかの病気の可能性はないかと相談を受けた。まあどちらかといえば雑談に近い。教師が相手なら教育について、僧侶が相手なら人生について相談をするようなものだろう。私は基本的に死体のお世話しかしてこなかったが、東京都監察医務院を退職した後、知人の医師に頼まれて健康診断のお手伝いをしていた時期があるから、必ずしもズブの素人というわけではない。私なりに糖尿病に関するアドバイスをしていると、柔和な笑みを浮かべて聞いていた刑事の空気が瞬時にして変わった。

「先生、そろそろ到着します」

運転席と助手席の間から身を乗り出し、運転中の部下に、「曲がる手前で止めろ」と指示を出している。先ほどまでの穏やかな相談者の顔からたちまち刑事のそれに変化していた。覆面パトカーが路肩に止まると刑事は私に念を押すようにいった。

「先生、この道を左に折れると例の現場があります。ただ、そこは被害者宅の目の前で、まだ家族も住んでいます。近所の目もありますから、われわれが捜査に来ていることがばれないよう、なるべくさり気なく、できれば立ち止まらないで見ていただけると助かります。勝手いって申し訳ありませんが」

「ええ、了解しました」

私も長年、警察官とおつきあいがあるから、そういう事情はよくわかる。

あらかじめ現場の写真も見ていたので、様子はあらかた頭に入っていた。

私は車を降り、少し慎重な足取りで刑事の指示通り、道路を左へ折れた。目の前には一直線の車道が一〇〇メートルほど奥まで続いている。左右には幅一メートルほどの歩道が並行して走っている。いかにもどこにでもありそうな地方の住宅街といった趣だった。

現場は、確認しないでもすぐにわかった。三〇メートルほど先、向かって左側の歩道と車道の境目のところに小さな花束がくくりつけてあったからだ。

誰が供えているのか知らないが、こういう現場を見る度に、世の中にはまだまだ人の情があるのだと再認識することになる。四年も前の事故なのに、いまだ忘れずに死者の冥福を祈って花が手向けられている事実に胸を打たれた。

私は、その場所あたりまで歩いていき、ちらっと左に視線をやった。

坂になった道の両端に家が並んでいる。おそらくこの中のどれかが被害者のお宅なのだろう。

四年前の夏、夜一一時ごろのことだ。

その家に住む主婦が、コンビニへジュースを買いに行くといって自転車にまたがり家を出ていった。家はやや高い場所にあるので、短い下り坂を下りるように歩道に出ることになる。その下り坂で加速がつき、車輪が小石か何かに乗り上げてしまったのか、自転車もろとも前方に転んでしまったのだという。

歩道の先は車道になっていて、自転車は歩道に、主婦は車道に投げ出される形で、頭から前のめりに倒れてしまった。運悪く、車道にうつ伏せに横たわってしまったところを、自動車が六、七〇キロの速度で駆け抜けた。左前輪に頭部を轢かれてほぼ即死状態だった。

運転手の立場から見るとこうなる。一本道を走行している。すると左側の歩道から車道にはみ出した格好で人がうつ伏せの状態で横たわっているのが見えた。気づくのが遅れ、ブレーキをかける間もなく左前輪で轢いてしまった。

すぐに救急車が呼ばれたが、処置の施しようもなかった。

運ばれた病院の医師による死亡診断書の中の「死因」欄には、「頭蓋底骨折および脳挫傷」とされていた。

現場検証には、地元の交通課の警察官が立ち会うことになった。

同居していた母親が一部始終を目撃していた。

彼女の説明によると、娘が乗っていた自転車が坂道から歩道へと出るところでバランスを崩し、歩道を飛び越え、車道に投げ出され、うつ伏せになった状態のところを右方向から来た車に轢かれたという。

それは運転手の証言とも一致することから交通事故として処理された。

そんな事故現場に、なぜ私が立っているのか。

しかも交通課の警察官ではなく捜査一課の刑事と一緒に。

＊

一週間ほど前、一二月初旬のことだった。

私の自宅に三人の刑事が訪ねてきた。最初に私の家に電話をかけてアポを取った相手が、車の中で私の隣に座り、糖尿病で気をつけることは何かなど雑談を交わした刑事だった。もう一人は、今回、運転手を務めた若い刑事、それに、彼らの上司にあたる凶悪犯担当の警視の三人だ。

警察は典型的な階級社会で、二人の部下と一緒に来た警視は、表敬訪問だった。雑誌でいえば、現場に同行した刑事が担当編集者で、警視が編集長にあたるだろうか。

三人は、私の自宅にあるリビングに通されると、上司、担当者、助手の順でソファに着席した。真ん中に座った担当刑事が、主に説明を請け負った。

「実はですね、先生、夏に鑑定書を提出してもらった例の交通事故の件ですが、その後、内偵を進めまして、先日、母親を逮捕しました。つきましては、あらためて鑑定をお願いしたくお邪魔させていただいた次第です」

彼は、挨拶もそこそこにカバンの中から分厚い捜査資料を取り出した。強面の刑事といっても取り調べではない。協力依頼で来ているのだから、語り口調も柔らかい。

交通事故で死亡した被害者には損害保険がかけられていた。

受け取った母親の羽振りがいいこと、しかも車を運転していた運転手と被害者の母親につきあいがあるという情報が寄せられた。

そこでいったんは交通課で交通事故として処理されていた事案が捜査一課にゆだねられることになった。

捜査一課が再捜査を行い、内偵を続ける中、私に最初の再鑑定の依頼があった。

私は、鑑定書や資料を精査し、鑑定書を作成し、警察に提出した。その後、その鑑定結果をもとに、母親を追及し、逮捕につながったようだった。

＊

そもそもは七月までさかのぼることになる。

再鑑定の依頼が、管轄の警察署長署名で私のもとに届いたのだ。

警察が私に鑑定してほしいと要望したのは、大きく二つの事柄についてだった。

一つ目が、この事故が、どのような経緯で起きたのか。

二つ目が、時速六〇キロ程度で轢かれたとあるが、それは死体所見と照らし合わせると矛盾がないのか。

要するに四年前に交通事故として処理された案件が、正しいかどうかをあらためて調べてほしいという依頼だった。

運転手の証言は、以下のようなものだった。

「私は、時速六、七〇キロ程度で車を走らせていました。すると前方に歩道から車道に上半身を投げ出す格好でうつ伏せになっている人を発見したのです。気づいたときには一〇メートル近くまで迫っていたのでブレーキをかけるひまさえありませんでした。左前輪あたりにドンという衝撃を受け、やばい、人を轢いてしまったと頭が真っ白になってしまいました」

その証言通り、現場にブレーキ痕が残っていないことを交通課の警察官も確認している。

そして、それを目撃していた被害者の母はこう語っている。

「娘がちょっとコンビニに行くからとあわてて家を出て、自転車に乗って出かけたんです。彼女のあわてぶりから、なんとなく気になって窓から覗いていました。というのも、家の前の坂道ってけっこう急で、歩道と車道が合流するところでよく人や自転車にぶつかりそうになることがありましたから。そしたら嫌な予感があたってしまったのか、娘は通りに出るところで、自転車のタイヤが石か何かに乗り上げでもしたんでしょうか、上半身が車道に投げ出され、うつ伏せのまま倒れてしまったのです。そこでちょうど右から来た車に轢かれてしまって。私は急いで家を出て現場に駆けつけました」

駆けつけた救急隊員の証言によると、被害者は仰向けの状態で車と平行になる形で倒れていたというから、おそらく車に衝突された衝撃で跳ね飛ばされ、くるっと仰向けにひっくり返ったと推測された。

「被害者についた傷は、頭と顔。それ以外に目立った外傷は認められていません。轢いた車には、油の混じった染みと毛髪がありましたが、ボディーやタイヤに破損はありませんでした」

それが最初、交通事故として処理されたときの所見だった。

＊

再鑑定は、警察から提供される資料をもとに行う。様々な資料があるが、今回の事件の場合は、以下のようなものが提示された。

まず発生現場の実況見分調書に、人を轢いた車および被害者の自転車の実況見分調書。それらは事故発生時に、現場および車や被害者の自転車がどのような状況であったかを示す資料になる。

ついで被害者の死亡診断書（死体検案書）があった。

これは被害者を最初に見た医師が、被害者の死に対してどういう判断をくだしたかの資料になる。

それから救急隊員が現場に駆けつけたときの記録。目撃した被害者の状況や救急車を呼んだときの電話のやり取りが書かれてある。

これは事故に直接かかわっていない立場である人間から見た客観的な証言資料になる。

最後に被害者の傷を撮影した写真、現場および車の写真の類い。

これらは鑑定を行うための特に貴重な資料となる。もし被害者の傷を写した写真が存在しなければ、法医学鑑定はお手上げ状態になってしまう。写真は、詳しければ詳しいほどいい。似たようなものでも、角度によって違ったものが見えたりするからだ。解剖をしていなければわからないことも多いが、今回は解剖は行われていない。頭部のレントゲンおよびＣＴ写真が付されていた。

＊

実はまったく同じ鑑定依頼が、ある大学教授にされていた。六月のことだから、私に依頼があった一カ月前のことだ。

その結果を踏まえて、私にもう一度、鑑定依頼があったのだ。

では、大学教授は、この件に関して、最初にどういう鑑定結果を導き出していたのか。

被害者の写真は三〇枚ほど存在し、それぞれに解説を加え、最後に結論が出されるという意見書になっていた。

顔と頭部の写真を鑑定して、大学教授は以下のように結論づけている。

「右後頭部から右側頭部が路面などの表面に凹凸のある部分に接した状態で左頬に強力な鈍的圧力が加えられたと判断される」

つまり顔の右側を地面に押しつけられている状態で、左側の頭にタイヤが乗り上げ、左頬がぐっと押し潰されたという判断である。

「顔面の想定される外力の作用部位は、鈍体の衝突を示す所見がない。頭部、顔面が押し潰されている点からすると、鈍体は主に強い圧迫外力として作用したと判断される。一方、顔面の右頬に路面に対する圧迫を示唆する陥没があり、現場の路面上の血液の中に頭毛と判断される糸状物があることから、右後頭部を路面に接した状態で圧迫外力が作用していると判断する」

ここでは轢かれたときの状況説明が行われている。

「左頬の創傷の発生は、車両の直接関与による外力、すなわちタイヤによる轢過が原因である。また、衝突痕がないことから、横臥している被害者の顔を車両が比較的低速度で轢過したと考えられる」

鑑定書を通読すると、以下のようなことが書かれてあった。

一つ目が、この事故が、どのような経緯で起きたのかという警察からの依頼書の問いに対する答えになる。最初の鑑定人は、こう結論づけていた。

「うつ伏せで轢かれたとする四年前の所見で問題はない。車と衝突した痕がないから、被害者はうつ伏せの状態で右から左に轢かれた」

二つ目が、時速六〇キロ程度で轢かれたとあるが、それは死体所見と照らし合わせると矛盾がないかという問いだった。

その点に関しては、「六〇キロ程度ではなく、衝突時の速度はせいぜい二、三〇キロ程度と推測される」と結論づけていた。

その鑑定結果は警察の調査通りに交通事故の受傷を説明したにすぎない。しかし刑事課もはっきりした見解はないのだが、単純な交通事故ではなく、何か別の要因が加わっているような不安を持っていたのである。それが私への再鑑定依頼になったのだ。

*

私は、この件に関して、どのような鑑定結果を提出したか。

私も前述した大学教授とまったく同じ資料をもとに再鑑定を行うことになる。

同じ資料を使って違う鑑定結果になることがあるのか、同じ資料なら同じ結果が導かれるのではないかと思われる方も多いかもしれないが、必ずしもそうではない。

同じ資料や同じ写真を見ても、どう見るかで結論は大きく異なってくる。どれだけ多くの経験を積み重ねてきたかが、大いにものをいう世界でもある。

何はともあれ、まずは一つひとつ資料と写真をていねいにチェックしていくことからはじまる。

最初の鑑定者であった大学教授と私の再鑑定では何が違ったか。

二つ目の六〇キロ程度の速度ではなく、もっとゆっくり走って来た車に轢かれたという点では同じだったが、大きく異なる点が一つあった。

私の意見書の結論は、以下のようなものだった。

「頭蓋底骨折、脳挫傷、下顎骨骨折などの受傷機転を車両の関与を前提に考えた場合、仰向けの状態、もしくはこれに近い姿勢で、路上に横たわる被害者の左頬から右頬方向に、低速度で走行する車が轢いたと考えて矛盾はない」

つまり、大学教授は、被害者はうつ伏せの状態で車に轢かれたと結論づけた。

一方、私は、被害者は仰向けの状態で車に轢かれたと結論づけたのだ。

同じ資料をもとにどうしてここまで違った結論が導き出されることになったのか。

もし大学教授が主張するように、うつ伏せになった状態で車に轢かれたと仮定する。すると決してそうはならない決定的な証拠写真が資料の中に残されている。

大学教授の主張が誤りである決定的な証拠とはいったい何か。

コンクリートの路面上に顔が接している。擦過傷だとか頭蓋底骨折だとかの証拠の前に、もしうつ伏せで車に轢かれたとするなら必ず死体に残るもの。

それは砂利による傷痕だ。しかしこの被害者の顔には砂利痕が残されていない。うつ伏せで車に轢かれたとするなら、相当の圧力が顔にかかる。コンクリートに置いたカバンを上から自動車で押し潰したとすると、まず間違いなくカバンには道路にある細かな砂利が貼りつくことになる。それと同じことだ。

タイヤが頭に載り、小砂利が顔に貼りつく。しかし写真にはその様子は写っていない。では、なぜそんな重要なことが見逃されてしまったのか。

たとえ砂利を見つけることができなかったとしても、仰向けの状態で顔を轢かれたとするならタイヤ痕が顔に残るから簡単にわかるのではないかと思われるかもしれない。

しかし実は、人体が自動車に轢過された際に生じるタイヤ痕は、非駆動輪よりも駆動輪による轢過のほうが顕著に出現するのだ。本体の車の前輪は、非駆動輪であった。しかも低速で轢かれたため、顔に傷はついているものの、目視で確認できるようなタイヤ痕が残されていなかったのだ。うっすらとしかついていないので、大学教授は、地面との接触によってついたものと判断したのだろう。

さらに重要な見落としがある。主婦は自転車から転げ落ち、前のめりに車道に転倒したのであるから、両上肢は、かばい手として前方に突き出し、反射的に顔面防御姿勢を取るのが一般的である。したがって両手掌面に擦過傷を形成し、さらに両膝蓋部の擦過打撲傷を形成する。しかしこの主婦にはそれが見当たらない。

また両上肢がかばい手として顔面付近にあったとすれば、頭部顔面とともに上肢も車に轢過されているはずであるが、無傷である。となると、主婦はかばい手をせずに、顔から路上に転倒したことになる。極めて不自然な転倒といわざるをえない。よくあることだが、大学教授（第一鑑定人）は事故発生時の目撃情報を先入観としてもっていたから、うつ伏せ状態を前提に考察していたのかもしれない。

＊

翌月、私が、この再鑑定書を提出したことによって事件は大きく動くことになった。

もし大学教授の鑑定が正しければ、交通事故として処理されたときのまわりの証言と、車の走行速度に関する証言の違いはあるものの、転んで轢かれたことの裏付けになる。

しかし私の鑑定が正しいとすると、目撃していた母親の証言が嘘であることになるのだ。

警察は、私の鑑定結果をもとに、被害者の母親を追及した。すると彼女は真相を吐き、一一月の逮捕につながったのだ。

それで、さらなる依頼のために三人の刑事がやって来たのが、今月一二月のことである、という経緯だった。

今回、警察は、母親の自供を受け、あらたに浮かんだ疑問点をもとに、さらなる鑑定を私に依頼してきた。その前提事項にはこう書かれてあった。

（1）「被害者は、道路に仰向けの状態で、頭部を乗用車に轢かれたと認められる」

これが私の鑑定による主張で明らかにされた新しい前提事項になる。

（2）「被害者は、首を右腕で締め上げられた後、さらにスコップの柄（木製）で押さえつけられたと認められる」

これが被害者の母親が自供したことによりつけ加えられた前提事項になる。

（3）「被疑者が、首をスコップで押さえつけていると、被害者がうーっと声を出し、さらに体をばたつかせる音がし、その後、声も聞こえなくなり、被害者は失禁したと供述している」

これも前項と同様である。

（4）「被害者が首を締め上げられるなどしてから車に轢かれるまでの時間は、二〇分くらいと思われる」

これもまた同様である。

この新たな前提事項をもとに、あらためて被害者が、どのようにして亡くなるにいたったのかを再々鑑定してほしいという依頼だった。

その鑑定のために、状況をより把握してほしいという刑事の希望で、私は覆面パトカーに乗せられ、刑事の運転で現場まで連れてこられた。それが冒頭にあることの経緯だ。

＊

では被害者が亡くなったのは、車に轢かれたからなのか、それ以前に首を絞められたことによる窒息が原因なのか。その鑑定をお願いされることになった。

私の読者ならおわかりかと思うが、もし首を絞められて窒息死した場合、解剖をすると頭蓋骨にうっ血が生じる。今回は解剖が行われていないため、そこまではっきりしたことはわからないが、死体所見からでもある程度の推測はできる。

窒息死の死体所見を見ると、頸静脈の閉塞によって顔面に膨張を伴ううっ血が見られるのが普通だ。だが被害者の顔面にそのような所見はない。よって仮に頸静脈に圧迫が加えられていたとしても血液は循環していたと認められ、死にいたる程度の頸部圧迫ではなかったと推定された。

首を絞めると被害者は失禁したと母親は自供しているが、それは死んだことを意味するのか否か。首吊り自殺の場合、失禁があるから、そう思いがちだが、それをもって生死を判断することはできない。失禁は意識を失った際、神経系の麻痺のために生じる現象であるから、死亡していなくても失禁することはある。頸部を圧迫してから車に轢かれるまでの時間は二〇分くらいとされている。その時間を考えると、車に轢かれた時点では単なる気絶をしていただけで被害者はまだ生存していた可能性が高い。

左の下顎にかけて車の圧迫によって作られたと見られる帯状の皮下出血や、左の耳部分に斑状の皮下出血がある。それらは生きている状態でなければ起こりえない生活反応なので、こういった点を鑑みると、車に轢かれた時点ではまだ生存していたといっていい。よって被害者は、車に轢かれた時点では生存していて、死亡原因を頭蓋底骨折による脳挫傷としていいと私はあらためて結論づけた。

＊

被害者の母親と一緒に男四人も逮捕されている。五人がグルで犯行に及んでいたのだ。五人の役割分担を説明すると、二人の男が被害者の首を絞めて意識不明にして、路上まで運んで寝かせ、そこで待機している車に合図をする。別の運転担当の男が、被害者を轢く。残り一人がそれを警察に通報する。そして母親が目撃証人になる、ということになる。

驚いたことに母親も犯行に加わっていたのだ。

「娘が自転車で坂を下りているとき段差で躓き、上半身が車道に投げ出され、うつ伏せの状態でそこを通りかかった自動車に轢かれたんです」

五人でそのように綿密に計画を立てて行動に移した。

当初は、交通事故として処理されたわけだから、計画通りにことは運んだはずだった。ところが、五人は人間のある種の習性から決定的なミスを犯してしまった。

普通、人を運ぶときには、仰向けにして運ぶ。実際にやってみたら容易にわかるが、うつ伏せにして運ぶのはとても難しい。

彼らは、仰向けにした被害者を、気が動転していたこともあったのだろう、そのままの状態で、両手を腰の脇に置き、路上に置いたのだ。うつ伏せにしなければ自分たちがつくったストーリーと異なってしまうとは、そのときは気づかなかった。

あるいは、まあ大丈夫だろうと高を括っていたのかもしれない。

だが、やはり死体は語っていた。

「私の顔を見てください。砂利がついていないでしょう。私はうつ伏せではなく、仰向けの状態で車に轢かれたのです」

2　見逃された証拠品

「先生、ちょっとよろしいですか」

『死体は語る─死から生を見る』と題された、ある看護学校の講演会で話を終えた直後のことだった。使用したスライドなどをカバンに詰め、帰る準備をしていた私が、その声に気づいて顔を上げると、目の前に一人の女性が立っていた。

おおかた質問でもあるのだろうと彼女が再び口を開くのを待った。

すると彼女は、ある名字を名乗った。さて、どこでお会いしたか、頭の中にあるおぼろげな記憶の糸を手繰り寄せようとするが、咄嗟に浮かばない。

「以前、先生にお世話になった弁護士の娘です」

そういわれて一人の弁護士のやさしそうな顔が浮かんだ。

「ああ、そうでしたか。これはこれは失礼しました。こちらこそ、その節はお世話になりました。先生はお元気ですか」

「いいえ、残念ながら、二年前に病気で亡くなりました」

「えっ、そうでしたか」

まだそれほどお歳ではなかったと記憶しているが、寿命ばかりはどうしようもない。

「でも父は、先生のおかげで、あの裁判を勝てたと生前、とても喜んでおりました」

「いいえ、私はただ『死体が語る』で、死者の代わりに話をしてあげただけですから」

その日の講演のテーマに合わせて、ちょっと冗談ぽく答えると、それが通じたのか、弁護士の娘さんは父親によく似た柔和な笑みを浮かべられた。

彼女の父親が、私の家に相談に来られたのは、もう一〇年以上も前の話になる。

＊

もともとは、その事件の被害者である少年の父親から一本の電話をいただいたことからはじまる。テレビや本で私の名前を知っておられたらしく、ぜひ相談をしたいと出版社に連絡先を尋ねられたようで、私のもとに連絡先を教えていいかと出版社から電話があった。

やむにやまれぬ事情の相談だろうと、電話だけでもと受けることにした。

私はざっと事件のあらましを聞いた後、詳しくは後述するが、まず弁護士に相談しているかの確認をすることにしている。ただ愚痴を聞いてもらいたいだけなのか、本気で事件の真相を解明しようとしているのか、相談者の真剣度合いを知ることができるからだ。

「ええ。相談しています。それで弁護士さんとも相談して、ぜひ先生に再鑑定をしていただけないかという話になり、今回、ご相談の電話をさせていただいた次第です」

「そうですか。では、一度、私の自宅へいらっしゃいますか」

「あっ、ありがとうございます」

電話口の向こうの男性の声は弾んでいたが、私の気分はさほど高鳴ってはおらず、どちらかといえば重たいものだった。被害者の父親だと名乗る男性は、私が「お会いしましょう」と答えただけで、すでに助けてもらえるものと思い込み、喜んでおられる様子が伝わってきたからだ。しかし私は、鑑定を引き受けるかどうかは、あくまでもお預かりした資料を精査した後に決めることにしている。

＊

相談者の話を聞いていて、「たしかにかわいそうだな」と強いシンパシーを感じることがある。

たとえば、ある女性が相談にやって来られたことがあった。

一人息子が、東京の大学に晴れて合格、上京して一人暮らしをはじめた。田舎で、母親は、いつも息子のことを、「元気で暮らしているかな」、「ちゃんと食べているかな」と心配していた。

するとと突然、彼女のもとに、「息子さんが亡くなりました」と警察から電話がかかってきた。

あわてて上京した母親の目に飛び込んできたのは、最愛の息子の変わり果てた姿だった。警察からは、「息子さんは自殺されたようです」と説明を受けたが、納得できない。

「うちの息子に限って自殺なんかするはずがありません」

母親は、警察にそう訴えた。どこにも遺書が見つからなかったのだから、首吊り自殺に見せかけた他殺に違いないと判断したのだ。

「怪しいと思われる人がいるのですか」と聞かれたので、「ええ。あの男に間違いありません」と答えたという。警察は、きちんと裏をとっていて、「そうではないですよ」と説得されたが、どうしても納得がいかず、私のところへ相談にやって来られたようだった。

彼女は、ひと通り事件の概要を説明し、こう涙ながらに訴えた。

「先生、警察からは自殺だといわれたのですが、息子は絶対に殺されたと思うのです。犯人は、私の息子を殺したくせに、今でもこの世に身を隠し、のうのうと暮らしているはずなんです。許せません」

愛する息子を失った彼女の気持ちを考えると同情を禁じ得ない。私もそんな彼女の気持ちにほだされ、死体所見を精査していくが、死体は私にこう語りかけてくる。

「お母さん。お母さんは、ぼくが殺されたと思っているようだけど、ぼくは自殺したんだよ。生きていくのが辛くて自ら命を絶ったんだ。お母さん、ごめんね。せっかくここまでお母さんの愛情を受けながら育ててもらったのに。生きていくのが嫌になってしまって…。だから、お母さん、もうこれ以上、いもしない犯人を捜さないで。ぼくのことなんか忘れて、早くお母さん自身の人生を歩んで」

死体の声を無視するわけにはいかない。

警察の肩を持つわけではないが、彼らはそもそもいい加減に捜査をしているのではない。ごくまれに捜査ミスによって間違いが生じることがあって、そのために私のような法医学者が再鑑定をさせていただくのだが、基本的には、法律に基づいて、検死あるいは解剖を行い、背後にある事実関係を精査して判断をくだしている。

それを遺族の一時の感情で覆すことはできない。感情論で、自殺のはずがない、殺されたのだと主張しても、物的証拠がなければ国の決定を覆すことはできない。覆すためには弁護士としっかり相談をして証拠を集め、長期間を戦わなければいけなくなる。

「お母さん、お母さんの気持ちはわかりますが、息子さんは、自分は殺されていません、自殺をしましたと語りかけていますよ」

そういって再鑑定の依頼をお断りした。

鑑定代をもらえるからと、ありもしないことを無理やりこじつけて、息子さんは殺されましたと相談者側に沿った鑑定はしない。

相談をされる相手は、子どもを失った母親が多い。母性本能というのか、女性は肉体的に子どもとつながっているからだろう。そして子どもは娘より息子が多い。

「息子が自殺したと処理されてしまったが、殺されたはずだから再鑑定をお願いします」

そういって鑑定依頼にやって来る母親という図式が、おそらく全体の七割ぐらいを占めているのではないだろうか。

「○○ちゃん、起きなさい」

監察医時代、交通事故にあってぺしゃんこになった子どもを必死で起こそうとしている母親に遭って胸が潰れそうになったことがあるが、それほど母親の子どもを思う気持ちは強くて深い。逆に親の死について子どもが再鑑定を依頼する場合は、医療事故が圧倒的に多い。世相を反映しているといえるかもしれない。

話がそれてしまったが、被害者である少年の両親と一緒に私の家を訪ねて来られたのが弁護士で、冒頭で講演会の後に話しかけてこられた女性の父親であった。

*

事件のあらましは、以下のようなものだった。

息子さんは中学生だった。普段から仲違いしていた少年とささいなことから喧嘩になり、放課後、学校の裏手で決着をつけようと出かけることになった。

相手の少年のほうには四、五人の仲間がいたらしいが、その仲間に「ここで待っていろ」といって、二人で山林に入って行った。一対一で喧嘩になった際、被害者である息子は、いきなり腹を蹴とばされて、「ううーっ」と唸って前のめりに倒れた。あわてた加害者の少年は、近くで待機していた仲間を呼んだ。駆けつけた少年たちも被害者の少年の様子がおかしいことに気づき、助けを求めて、救急車を呼んだ。被害者の少年は病院へ運ばれたが、一時間半後に死亡してしまった。このとき病院で発行された死体検案書には、「死因は不詳」と書かれてある。

加害者の少年は逮捕され、少年裁判がはじまった。最初の病院では死因がわからないと判断されたため、ある大学で司法解剖されることになった。そこでは左記のような判定がされた。

「仲間と喧嘩の際、腹部に外力が作用し、神経性ショックで死亡」

裁判長は、一つの鑑定だけでは客観性にかけると、その鑑定が正しいかどうか別の大学に再鑑定を依頼した。非公開のため、一般の裁判とはいささかやり方は異なっているようだが、少年裁判の審議においてそれは当然のことかもしれない。

そこでくだされた再鑑定は左記のようなものだった。

「ストレス心筋症によって死亡」

被害者の大動脈が起始部においてかなり幅が狭く、副腎皮質束状層などがかなり薄いなど、体質的な因子によってストレス心筋症が誘発された病死だというのだ。

つまり最初の大学教授の鑑定では、喧嘩の際に腹部を強く蹴られたための神経性ショックによる死亡、いわば喧嘩が原因で死亡したとされたが、次に鑑定を依頼された別の大学教授は、喧嘩が原因ではなく、持病が発症したための病死と鑑定したのだ。

前者は外因死で、後者は内因死と、まったく正反対の鑑定になった。

裁判長は、その二つの鑑定を精査した結果、後者の病死という鑑定のほうが信ぴょう性が高いと判断した。腹部を蹴られたといっても、腹部に皮下出血や内臓の損傷もないので、強い外力ではなく、神経性ショックとはおよそいい難いとの結論にいたった。

つまり亡くなった息子さんは、「ストレス心筋症という病死で死亡した」と判断がくだり、「喧嘩との因果関係はない」として加害者の少年は不起訴になった。

それを受けて、両親が弁護士と一緒に私のところへ相談にやって来たという経緯だった。

「喧嘩して殺されているのに、息子は病死の判断で、しかも息子を殺した相手は不起訴処分で無罪になったんです。どう考えてもおかしいと思うんです」

少年の父親は、私の前で力説した。それを聞いて私はいった。

「裁判所が鑑定を依頼した二つの大学は、それぞれ日本でも優秀な大学です。それぞれの法医学者が鑑定をした末に、後者の鑑定を採ったのですから、私のあらたなコメントの可能性はないと思いますよ」

これは本音だった。どこか一つの大学だけであれば、鑑定が間違っている可能性はあるかもしれないが、二つの大学に鑑定を依頼し、結果が出ているのである。ここからさらに新しい鑑定など導き出せないだろうと思ったからである。

私の説明に、少年の両親はため息をついた。これまでの経緯を考えると無理もない。そのとき、例の弁護士が私に雑談でも仕向けるように話をされた。

「上野先生。先生はストレス心筋症ってご存知でしたか？ 私はそんな病名、実は今まで聞いたこともなかったんですよ」

たしかに父親の説明を聞きながら、後者の大学教授がくだしたという「ストレス心筋症」という病名が気にかかっていた。私もほとんど耳にしたことがない病名だったからだ。

弁護士の説明によると、中高年でリストラに遭い、自殺するかしないかまで追い詰められたような人が主に発症する病気のようだった。昼間はいっぱい遊んで、食事もたらふく食べて寝てしまう普通の子どもには縁遠い病気だと思われる。亡くなった少年はスポーツクラブに入っていて熱心に運動をしていたそうだからなおさらだ。

後者の教授の鑑定書によれば、ストレス心筋症はすぐには起きない。何年も前から夜眠れないなどの不安神経症があって、心臓がおかしくなっていたところに、喧嘩による興奮でショックを起こしたのだという。

蹴られたから死んだわけではない。それに蹴とばしたといっても、皮下出血や臓器の破裂などはないから、問題にならない。顕微鏡で少年の心臓をよく見てみると、心筋がまともな状態ではなく、心臓にかかる負担が、喧嘩をしたときに運悪く一気に爆発したのだと教授は説明している。また、外国の文献などもたくさん付記され、理論的に書かれているから、裁判長はこちらが正しいだろうと判断したようだった。

だが、常識的に考えて、会社をクビになり、明日からどう生活していけばいいかわからないと思い煩ったような人がストレス心筋症を発症するのであって、年端もいかない子どもがストレス心筋症になるのだろうかという不信感は拭えなかった。

「じゃあ、とりあえず資料を見せていただけますか」

まず出てきた資料が、二人の大学教授が作成した鑑定書だった。それについてはだいたいの説明を受けていたから、後でゆっくり読むことにした。

「ほかにはありますか」

「先生、これなんですが」

そういって父親が、手元のカバンから取り出したのが、事故当時、少年が着ていた洋服一式だった。

「証拠品として押収されていたのですが、少年裁判が結審したので戻って来たんです」

ビニール袋に入った品を私は一つひとつ確認していった。

まずシャツがあった。次にズボンがあったが、泥がついたままだった。

普通、証拠品は、きちんと洗濯して返すのだが、なぜかそのまま返されたようだった。

しかし、このことが結果的に裁判をいい方向に向かわせることになるのだから、人生、何が幸いするかわからない。父親は一つひとつをソファーテーブルの上に広げていった。最後に出されたのが、少年が履いていた白いブリーフだった。

「お父さん、これは?」

私は、そこについた血のようなものを指さした。

「おそらく血だとは思うのですが」

「これは、ついた部分からすると血尿ですね」

「血尿ですか」

両親とも怪訝そうな顔をしている。

「ちょっといいですか」

私は、あわてて解剖をした教授の鑑定書を手繰り寄せた。

そこを見ると、「膀胱内に尿無し」と書いてある。

解剖してみたが、膀胱には尿がなかったとされているのだ。つまり現場で蹴とばされて意識を失って、おしっこを漏らした。だから膀胱は空っぽなのだということが、その所見からすぐに判断できた。

「これは下腹部を蹴とばされていますね。だから血尿が出たんです。病死なんかではありませんよ」

私がそういうのとほとんど同時に、両親と弁護士が叫んでいた。

「それだっ！」

大学教授である第一の鑑定人は、蹴とばされたショックだろうと鑑定しているが、肝心の蹴とばされた証拠を出していない。ほかに死因になるような所見もないし、喧嘩でお腹を蹴とばされて、リンゴ大の腹膜外出血が軽度にあるから、外傷性ショックだろうと推定しているにすぎない。

なぜ、被害者のパンツを鑑定する際の根拠としていないのか。

大学で解剖をする際、それらは証拠品として警察に押収されていて、教授は見ていないのだ。ここが大学と監察医の差といってもいい。

大学で解剖が行われる場合、被害者の衣服はすべて脱がされ、裸で解剖台の上に置かれる。それに対し監察医は、現場に行って、着衣なども全部調べる。それから裸にして、検死、解剖を行うから総合的に事件の経過がわかるのである。

本来、法医学鑑定人は、現場を見て、喧嘩の様相を聞き、着衣の損壊などをチェックし、裸にして死体観察を行うなど、丹念に調査し、事件の内容を十分に知った上で、解剖をすべきである。

病死と診断した別の大学教授である第二の鑑定人は、第一鑑定人の鑑定書を見ての鑑定だから、リンゴ大の腹膜外出血が軽度にある程度ではショック死するに値しないし、内臓破裂もないから、神経性ショックではなく、あくまでもストレス心筋症だと主張している。

「わかりました。お引き受けいたしましょう」

私は、そう三人に返事をした。助け舟に乗った気分になったのだろう。三人の顔に安堵の微笑が浮かんでいた。

「どうぞよろしくお願いします」

＊

それから私は、さらに念入りに死体所見を検討して、以下のような鑑定書を作成した。

「第二鑑定では、もし腹部への外力作用によって神経性ショックで死亡したとするなら、その部位の皮膚、皮下組織の出血、あるいは内臓器の挫裂傷などの甚大な損傷があってしかるべきだが、それがないので、神経性ショックではないとしている。

しかし必ずしもそうではない。

外傷の痕跡を残すことなく神経性ショックを生ずる可能性は十分あると考えている」

なぜそうなのか。

それは蹴られた場所が腹部だからである。

「腹部は、内臓を保護するような骨格はなく、皮膚と筋肉などによって保護されているだけなので、柔軟性がある。さらに腹の中には、胃や小腸、大腸など弾力性に富む臓器が収まっているので、外力を吸収する力が極めて大きい。

だから痕跡が見られないからといって、死因に関与するような外力作用を否定できるものではない。これは腹部外傷などの災害事故の解剖例において、しばしば経験することであるし、ボクシングのボディーブローで、屈強なボクサーが目立った外傷もないままにダウンするのもこの例といっていいだろう」

私はまずこのように例をあげて説明した。

それから例の「血尿の存在」に言及した。

「被害者の白いパンツの右背部には、こぶし大の範囲に赤褐色の汚染が見られる。これは、血液そのものではなく、何か液体によって薄められた状態で付着している。それは何によってできたものか。死体所見から、周囲に外傷の痕跡もなく、大便の汚染もないことから、膀胱粘膜の出血によって生じた血尿と考えることが妥当である」

　では、いったいどのようにして血尿が生じたのだろうか。

　私はこう鑑定した。

「膀胱内に尿がなかったことからもわかるように、右下腹部のリンゴ大の腹膜外出血で示されているような外力によって、膀胱に外力が加わって粘膜の出血を生じ、膀胱内に貯留していた尿と混合して血尿となり、神経性ショックを起こし、脳機能麻痺から膀胱括約筋が弛緩し、血尿の失禁を生じたものと診断する」

　どうも第一鑑定者も第二鑑定者も、前述した理由から、血尿そのものの存在を知らなかったようだ。

　だから矛盾した鑑定結果になったのだろう。

　故に、被害者の死因として、私はこう結論づけた。

「本件は、喧嘩の最中での急死であるから、腹部への外力作用を軽視することはできない。しかも、その外力は内臓器（膀胱）に波及し、血尿を生ずるほど強大だった。したがって仮にストレス心筋症という身体的悪条件を有していたとしても、死因は腹部への外力作用による神経性ショック死と考えることができる」

「上野先生、あのときほどうれしそうにしている父を見たことはありません。家に戻って来てから、何度も『いやーよかったよ』と繰り返していたくらいですから」

弁護士の娘さんは、懐かしむように話してくれた。

「そうですか。そうおっしゃっていただけて、私もうれしいです」

私は、最後のスライドをカバンの中に収め終えた。やがて講演会の関係者が挨拶にやって来た。

「先生、本日はお疲れさまでした」

「ああ、どうも」

私が、彼らと話をしている間、弁護士の娘さんは、隣でその様子を眺めておられた。

＊

私の鑑定により、民事裁判は勝訴した。

彼女の父親は、被害者の両親と一緒に、私の鑑定書をかざして記者会見を行った。

数カ月前に私の家で、不安そうに証拠品を見せながら、切々と訴えておられた三人とは別人のような笑顔であった。

本当によかった。息子さんは永遠に帰ってこないが、初動のときにあたかも息子さん側に非があるような論調であったことを覆して、真相が明らかになったのだ。

ふと壇上にいる弁護士と目が合った。

「あっ、先生。来ていただいたんですね。ありがとうございます」

弁護士の目はそう訴えかけていた。

「おかげさまで勝訴することができました」

私も目で返事をした。

「よかったですね。私ではなく、弁護士さんの熱意ですよ。あなたの熱意が事実をつまびらかにしたのです」

まばゆいばかりのフラッシュが焚かれていた。

＊

「先生、それでは私は、そろそろ失礼します」

講演会のスタッフと話をしている私に、弁護士の娘さんが小声で声をかけられた。

「ああ、どうも。お元気で」

雑談の中、娘さんの後ろ姿が小さくなっていく。

今回は看護師のための講演会だった。

彼女は手に職をつけるため、看護師の資格取得を目指しているのだという。

頑張って立派な看護師になってもらいたい。

彼女はひょっとすると、人助けをした父親のうれしそうな姿を見て、法医学に興味を持たれ、看護師の道を目指す決心をされたのかもしれないと思った。

それが事実かどうかはわからないが、少なくとも一生懸命、人のために尽力されて亡くなられたお父さんの姿だけは、彼女の心の中に残り続けていくだろう。

3　誰が嘘をついたか

証人として私は法廷に立っていた。

「病死で間違いないですね」

弁護士に念を押された私は自信を持って答えた。

「ええ。意見書にも詳しく書きましたように病死です」

弁護士は深く頷き、裁判長のほうに視線をやった。

「裁判長。以上で上野正彦氏への証人尋問を終わらせていただきます」

私は、裁判長のほうを向いて深く一礼して、再び傍聴席へと戻った。

ほぼ過不足なく答えられたはずだと安堵していた。

証人として法廷に立つときにいつも苦労するのは、いかに専門家でない人が聞いても納得できるようなわかりやすい答えにするかという点だ。

裁判官は法律のプロで論理的な思考に秀でている。しかし医学的な知識に関していえば、もちろん普通の人よりは多く知っているだろうが、専門家ではない。中途半端なことをいって誤解されてはいけないという意識がいつも強くあった。

＊

「それでは原告側の証人尋問にうつらせていただきます。証人は前へ」

裁判長の声で、同じ傍聴席に座っていた法医学者である大学教授が前に進んだ。私のときと同じように嘘の証言をしないと宣誓をしている。

その後、今度は原告側の弁護士が彼の前に立ち、質問をはじめた。

もちろん原告側の証人だから、被告側の私の主張とはまったく異なる。

私は、傍聴席からそのやり取りを聞いていた。質問のうちのいくつかは、私の鑑定結果を受けてのものだった。

「被告側の証人である上野氏は、このようにおっしゃっていますが、その点はいかがお考えですか？」

そのような感じで、原告側の弁護士から質問がなされ、大学教授が答えるという尋問が続いている。

一〇分ほど経ったときだった。

私は驚いて顔を上げ、証人台のほうに鋭い視線を向けていた。

「違う。何をいっているんだ」

私はあまりのことに思わずそう声を上げそうになった。

それは医者として常識はずれの嘘、虚言である。

おそらく自己弁護に終始したために、そんな間違った返答をしたのだろうか。

あまりにおそまつな答えだったが、すぐさまその場で、「そうではありませんよ」と彼の発言を訂正することはできなかった。なぜなら、法廷で私が発言する時間はすでに終了していたからだ。

＊

争われているのは交通事故に関する一件だった。

男性が、四〇キロぐらいのスピードで普通乗用車を運転していて、他人の家の壁に激突した。

エアバッグが開いて一命を取りとめた男性は、すぐさま救急病院へと運ばれた。

しかし意識不明の状態で予断は許さない。

懸命な処置が施されたが、二時間ほどで亡くなってしまった。

変死扱いで検死、解剖が行われ、死因は以下のように判断された。

直接死因は「心破裂」。

それにいたった原因は「胸部打撲」。

それを引き起こした原因は「大動脈解離」。

つまり平たくいうとこうなる。

「男性が車を運転している最中、大動脈解離を起こした。意識不明となり、塀にぶつかり、胸を打撲したために心臓破裂で亡くなった。つまり事故死です」

大学教授である鑑定人はこう補足している。

「たしかに衝突したきっかけは大動脈解離ですが、あくまでもきっかけにすぎません。それは死にいたる病気ではなく、むしろ事故によって胸を強打したために心臓破裂を起こしたことが死因です。交通事故死と判断して間違いないでしょう」

大動脈は、心臓から出た太いパイプのことで、血管壁は三層構造になっている。その壁の内層が剥がれることを大動脈解離という。すると、その剥がれた壁に亀裂が生じて、血管壁の間に出血することになる。血管は破裂はしていないが、背中に焼き火箸を通されたような激しい痛みが走って意識を失ってしまう。

今回の男性も運転中にそれを発症した。

意識を失い、運転していた車は壁に激突。病院に運ばれて、処置を施されたが状況は好転せず、二時間後に亡くなったという流れだった。

「病気が先行した事故なのか、事故のために損傷を起こしたのか。病気で意識を失って事故になったのか、事故になった外力で心臓が破裂したのか区別していただけませんか」

ある日、保険会社からそんな再鑑定の依頼があった。

＊

大学教授が解剖した死体所見を熟読し、私は再鑑定を行った。

まず、大きな争点が、死因に関して、なぜ心破裂（右心房破裂）が起きたかという点だった。

解剖した大学教授は、交通事故が発生したときの胸部打撲によって生じたと主張しているが、明らかにおかしい。

外傷性心破裂であれば、即死になるからだ。

病院に運ばれて二時間もの間、生存しているはずがない。

もし心破裂で即死しているなら、出血量は多くても五〇〇ミリリットル程度のはずだが、亡くなった男性は病院に運ばれ、処置中に左胸腔内から二リットル、さらに解剖時に左胸腔内血性液一リットルの出血があった。これは交通事故後も心拍動が続いていたために、血管外に血液が出た何よりの証拠で、この点をもってしても即死ではないことがわかる。もし死亡し、心停止をしていれば、そのような大量の出血は生じない。

そもそも時速四〇キロで走行中に大動脈解離という病的発作を生じ、意識を失い、ブロック塀に衝突し、胸部打撲しているというが、エアバッグが正常に作動しているのだ。その程度の外力で、鑑定人が主張するように右心房までもが破裂するだろうか。

では、なぜ心破裂が生じたか。

被害者は心疾患のためペースメーカーを装置していたので、死亡後、ペースメーカーを除去したことによる損傷の可能性も考えられる。しかしリード線が内膜に癒着しているところが剥がれる程度で、心破裂を起こすことはないとする意見もある。この点に関しては、心破裂の様相がどの程度のものであったかを再検討する必要がある。

もう一つの可能性は、心臓マッサージである。今回の場合、救命上、閉胸式心臓マッサージを必要とした。これは、患者の前胸部中央やや下方に両手掌面を重ねるようにあてて、強く圧迫するようにマッサージを繰り返すことになる。その際、肋骨骨折を生じたり、あるいは心臓が破裂することもありうるのである。

しかし、これはあくまでも救命のための救急処置である。現に心臓マッサージで患者が死亡してもやむをえないといわれている。

つまり患者が死亡する原因が心破裂であるとするなら、交通事故によるものか、死後ペースメーカー除去によるものか、心臓マッサージによるものかの検討になる。

入院時のカルテを見ると、CTスキャンの検査をしており、大動脈解離はあるが、大動脈の破裂はなく、心臓の破裂もないことは確認されている。

そこで心破裂の程度、時期を含めて、カルテおよび死体所見を総合的に考察すると、救急救命のために施行された閉胸式心臓マッサージによって惹起された可能性がもっとも高いと私は判断した。まず大動脈解離が先行して生じたために意識を失い、事故を起こした。病院に運ばれ二時間弱にわたって治療をしている間に様子がおかしくなったので、心臓マッサージを行った。しかし亡くなってしまい、主治医は心臓に装置されていたペースメーカーをはずした。これは葬儀場で焼くときに破裂する事故を防ぐためだ。

いずれにせよ事故直後に心臓が破裂したまま、二時間近くも生き延びることはありえない。したがって、事故後の過程において心破裂が生じたと考えられる。

私は、そのような鑑定書を書き、提出した。

心破裂の時期を巡って論争になった。

＊

私は被告側の証人として、大学教授は原告側の証人として出廷することになった。

原告側の証人に立った大学教授が、証人尋問の際、とんでもない誤った発言をしたが、それに対して「間違っていますよ」と発言できなかったのは、私の証人尋問がすでに終了していたからだとは冒頭で述べた。

いったい大学教授はどんな発言をしたのか。

そのことに触れる前に、先立って行われた私の証人尋問について振り返っておきたい。

いつものように「証言するに際して嘘はつきません」という趣旨の宣誓文を読み上げた後、証人尋問がはじまった。

まず弁護士から私の仕事に関する質問が行われた。

監察医とは何か、どれだけ検死や解剖を行ったか、あるいは法医学者と監察医では仕事内容において何が違うかなどだ。

私はこれまたいつものように東京都監察医務院において一万五千体の検死、五千体の解剖を行ったこと、監察医は主に現場に足を運んで総合的に検死、解剖を行い、鑑定をくだすことなどの説明をした。

ひと通りの質問が終わった後、弁護士はおもむろに切り出した。

――まず結論からお聞きします。

――本件訴訟では、直接の死因が、「心破裂」か「大動脈解離」のいずれであるかが争いになっています。証人は直接の死因は何であると考えていますか。

「はい」

「私は、大動脈解離による左胸腔内出血の病死であると考えます」

戦術の違いといえばいいだろうか、弁護士によって質問の内容が異なることも、何度か証人尋問に立ったことで知っていた。

事件とは直接関係がないことを聞いているように見えて、それがやがて事件の核心に触れるための伏線になる質問であることもあるし、最初にすぱっと結論が何かを聞き、相手側との対立軸を明確にさせた上で、各論に迫っていく質問の仕方もあった。それは各弁護士の違いでもあるし、事件そのものの特性の違いであったりもする。どうやら今回は、後者のようだった。

――「死亡の原因」欄の下のほう、「解剖主要所見」と書かれた欄に、「大動脈解離。大動脈弁上一・四センチの部に、水平方向へ長さ二・七センチの内膜裂孔一個。該当部の中膜を解離し、左冠動脈起始部～左前下行枝周辺から上行大動脈の外膜下に穿破している」と記載されています。これは本人に大動脈解離があったことを示す箇所ですね。

「はい、そうです」

病気に関するやや専門的な質問のやり取りが続いた後、弁護士は続けた。

――原告は、「直接の死因は心破裂（右心房破裂）であり、その心破裂は交通事故による胸部打撲に起因して生じたものだ」と主張しています。胸部打撲により心破裂が生じたとする点については、どのようにお考えですか？

ここでもこの弁護士はまず結論から聞いてきている。

「交通事故による胸部打撲があったとしても、それにより心破裂が生じたとは考えられません」

弁護士は、私にその点をはっきりと否定させた。つまり原告側と被告側の対立軸を明確にさせてから各論に入っていったのだ。

――では、その理由について伺います。解剖所見では、「胸部CT上、大動脈解離の所見が認められた。大きな外傷はなく、画像上、他臓器の損傷も見られず」と記載されています。仮にＣＴ撮影時に心破裂が生じていたとするなら、このような記載になりますか？

「いえ、なりません。心破裂があれば、ＣＴスキャンでも確認できているはずで、多臓器の損傷はないとカルテに記載されているので、入院したこの時点では心破裂はなかったことがわかります」

――それでは、事故時にエアバッグが正常に作動していたことから何かわかりますか。

「エアバッグが作動することにより、外力はかなり広範囲で吸収され、やわらげられたものと思われます。その点から考えても心破裂が生じたとは考えられません」

この頃になると、弁護士は畳みかけるように質問をしてきた。

――事故時に大動脈解離が生じていたという前提で、外部圧力により「右心房」が破裂したとする原告の主張についてはどう考えますか？

「事故時に大動脈解離を生じていた場合、解離（亀裂）していた大動脈の部位の血管が破裂し、そこから圧力が逃げるため、心破裂は免れることになると思われます」

――本人の死亡が確認されたのは、事故から二時間後とされています。仮に原告側が主張するように胸部打撲により心破裂が生じた場合、どのくらいで死亡にいたりますか。

「即死します」

以上を読まれて、お気づきだろうか。

弁護士は、「交通事故による胸部打撲によって心破裂を生じて死亡した」という原告側の主張が、いかに間違っているものなのか、その一点に集中して、かつ角度を変えながら畳みかけていっているのだ。

この証人尋問の後、当の大学教授が原告側の証人として証言台の前に立つことになる。法廷内の心証も、大学教授の鑑定は間違っていたのではないかという方向に向かっているのは明らかだった。おそらく大学教授は、私が証人に立って証言している内容を傍聴席で聞きながら、相当追い詰められていたのかもしれない。そうでなければ、あんな愚かな答えをするはずがないと思う。

――仮に衝突時に右心房が破裂した場合、心破裂により流出する血液はどのくらいになりますか？

「せいぜい四〇〇から五〇〇ミリリットルといったところです。もし衝突時に右心房が破裂した場合、先ほどもいいましたように即死状態になりますから、心拍動は停止して、全身を巡っている血液が心臓に戻って来ることはありません。

救急隊員が到着したとき本人は仰向けになっていたという報告書に従えば、心破裂により流出する血液は、もともと心臓内にある血液二〇〇から三〇〇ミリリットルに、心臓より上部にある大血管内の血液が逆流して心臓に戻って来る分を加味したとしても、最初に述べた四〇〇から五〇〇ミリリットル程度と思われます」

——所見によりますと今回、合計三〇〇〇ミリリットルもの大量の血液が胸腔内に流出しています。このことから衝突と右心房破裂の前後関係について何かわかることがありますか?

「今、説明しましたように、心破裂により心拍動が停止した後に、合計三〇〇〇ミリリットルもの大量の血液が、心臓および大血管内に流出することはありえませんので、衝突時に右心房は破裂しておらず、その後も心臓は拍動し続けていたから、大量の血液を左胸腔内に流出させたと考えるのがもっとも合理的だと思われます」

その後も弁護士による私への質問は続いた。

——それとは対照的に、本人の左右肋骨は、第四から第七肋骨にかけて、連続骨折があると解剖所見にはあります。この胸の連続骨折は何が原因で生じたものと考えられますか?

「左右肋骨の連続骨折は、閉胸式心臓マッサージによって生じる特徴的な所見になります。

特に高齢者によく見られるものですから、年齢的に見ても、その肋骨骨折は心臓マッサージによってできたものと判断できます」

――では、交通事故によって肋骨の連続骨折が生じ、これが刺さって心膜が破裂したと考えないのはどのような理由からでしょう。

「事故後、運ばれた病院でX線写真が撮影されています。しかし、そこには骨折の所見は記載されていません。ですので、事故が起きて病院に運ばれた時点では、少なくとも心臓に刺さるような肋骨骨折がなかったと考えられます」

さらに証人尋問は続いたが、ここまで列挙すれば、法廷でのだいたいのイメージはつかめてもらえたのではないかと思う。

ご参考までに、私は意見書の中で「まとめ」としてこう記している。

「本人は自動車の運転中、病的発作で大動脈起始部の内膜に解離を生じ、病院における処置中に、上行大動脈の外膜も破れ、左胸腔内に出血が起き、死亡したものである。

交通外傷による胸部打撲は、エアバッグのクッションにより吸収され、やわらげられているので、大きな心破裂や心のう破裂を生じることは考えにくい。

よって、大動脈解離による左胸腔内出血の病死の可能性が高いと判断する」

＊

「それでは原告側の証人、証言台へ」

私の証人尋問が終わった後、裁判長はそう発言した。

裁判長の指示に従い、最初の鑑定を行った大学教授が原告側の証人として証言台に立った。

私のときと同じように、嘘の証言をしないという旨の宣誓文を読んでいる。それから裁判長との軽い事務的なやり取りがあった後、原告側の弁護士が大学教授の前に歩み寄った。

本人の経歴についてのひと通りの質疑応答が行われた後、本題に入った。

しばらく経ってからだった。

冒頭で私が、「そんなとんでもない発言をして」と憤ることになる証言が飛び出したのだ。弁護士がこんな質問をしたところからはじまる。

――では、証人に質問します。先ほど上野証人は、心破裂があった場合、即死すると証言しましたが、その点についてどうお考えですか？

「はい、心破裂といいましても右心房ですから、陰圧といって、血液が心臓に戻って来る場所になります。血液が出ていく場所ではないので、心破裂しても、二時間ほど生存していたとしても別におかしくありません」

　それを聞いて私は驚いてしまった。開いた口が塞がらない。これが医者、大学教授の発言なのか。しかし法廷での大学教授の発言なのだから、一般の人はなんの不思議もなく、その説明を受け入れてしまうだろう。

＊

　せっかくの機会なので心臓について簡単に説明しておきたい。

　心臓は、右心房、右心室、左心房、左心室の四つの部屋でできている。部屋の間は壁になっていて、四部屋あるマンションみたいなものだと思ってもらえればいい。

　心臓が収縮すると左心室はギュッと絞られ、そのプレッシャーで左心室から出ていった血液は全身にまわる。これを動脈血というが、個々の細胞に酸素と栄養を与える。細胞は酸素と栄養をもらって仕事をする。働いた後は老廃物が溜まるので、その老廃物を集めたのが静脈血になる。心臓が拡張したとき、静脈血は右心房に戻って来る。戻って来た血液は、そのまま右心室へと運ばれていく。

　最初に左心室から全身にまわる動脈血は、心臓の収縮によるので相当の力が必要となるが、働きを終えて右心房に戻って来る静脈血は、心臓の拡張により戻って来るので、強い力を必要としない。

そして右心室に運ばれた静脈血は肺に運ばれ、二酸化炭素を吐き出した後、酸素を吸着して心臓に戻る。肺は何をやっているかというと、呼吸して二酸化炭素を吐き出し、酸素を取り込んで、静脈血を動脈血につくり替えているのだ。それで新しい動脈血が左心房に入って来て、左心室からまた全身に送り出されるという流れになる。

「右心房は、たとえ破裂したとしても、老廃物を集めて戻って来るだけの陰圧の部分だから二時間ぐらい生きていてもおかしくありません」

大学教授はそう抗弁した。戻って来るだけの場所で、自分が積極的に何か仕事をする場所ではないからといいたかったのか、苦し紛れの詭弁だったのか。

心臓は、右心房、右心室、左心房、左心室と四つの部屋があるが、それぞれが単独で働いているわけではない。それを総称して心臓というので、お互いが、相互作用のもとで働いている。

つまり左心室から動脈血は全身に向かって出て行き、その血液は静脈血となって右心室に戻って来る。それが心臓である。

ところが本件は右心房が破裂したため、戻る血液はなくなるので、左心室から出る血液もない。血液循環がないから死は当然である。

野球にたとえると、右心房と右心室が捕手とすれば、捕手は血液というボールを受け取る役目をする。全身に血を流す役目である左心房と左心室は投手になる。

野球をするのに、投げるのはあくまでも投手で、捕手は受けるだけだから、いなくても問題ないと主張したら、どうなるだろうか。受け取った捕手は、ボールを投手に投げ返さなければ野球にはならないのだ。

「捕手は受けるだけだから、試合中、しばらくいなくても問題ないですよ」

大学教授は、こう主張しているようなものなのだ。

少しでも医学をかじった人からすると、とんでもない間違いだということがわかる。

苦し紛れにいったとすれば、医者の常識さえ疑うような発言だし、証人尋問中の発言になるから偽証にあたるだろう。

＊

「陰圧だから、心破裂後、二時間生きていてもおかしくない」

大学教授はそう証言したが、そうではない。心臓が破れていたら、陰圧も陽圧もつくれないのだ。

もし私が弁護士だったら、その場で「裁判長！」と挙手しただろう。その上で、その発言がいかに医学的にでたらめなことであるかの説明を試みたはずだ。しかし私はあくまでも証人だ。しかも証人というのは、裁判官とか弁護士の質問に答えるのであって、「いや、ちょっと待ってください」と発言をすることはできないし、証人尋問はすでに終了してしまっている。

私は忸怩たる思いで、彼の抗弁を傍聴席で黙って聞いている以外に方法はなかった。

「あれはとんでもない発言ですよ」

私は裁判が終了した後、弁護士のもとに駆け寄って話をした。いかにでたらめな発言であるかを懇々と説明したのだ。

* II *

4 執念の再鑑定

私は今、一枚の写真を眺めている。

大きな川の取水口に、汚い塵や小さな枝木、発泡スチロールなどに混じって黒い物体が浮かんでいる。よく見ると、うつ伏せになった人体のようである。

頭には川の塵が付着していて、はっきりとした髪の毛が見えるわけではない。肩には藻のようなものがこびりついているから、長い間、川を漂流してきてそこに引っかかったのかもしれない。

見慣れない人が見ると、死体というより捨てられたマネキンと間違うだろうなと思いながら、私は次の写真に目を通す。

裸の状態で仰向けにされている。

腐敗ガスにより全身は膨張し、いわゆる巨人様を呈している。

大学教授が鑑定した鑑定書の日付を見ると、解剖がなされたのは、五年も前のことである。

司法解剖のため、解剖結果は詳細に記載されている。

まずは死体について、頭、顔、首、腹、背中、右足、左足と外側から見た所見が述べられている。

「〈背部〉一般的に汚色調の強い暗緑色ないし淡緑色。腐敗性死後変化が強く、皮膚は気腫状を呈して膨満、表皮はほぼ剥離している」

次に臓器について述べている。脳、肺、心臓、肝臓、腎臓、胃、小腸、大腸、大動脈などについての記述がある。

「〈肺〉重量・左四一〇グラム、右三八〇グラム。表面・暗赤色、臓側胸膜に母指頭面大以下の斑状出血が少数見られる。割面・血量やや多い。水腫・軽度。含気量・少ない。細小泡沫はほとんど見られない。病変・なし」

これは私が解剖し、鑑定書を書いたものではないが、死体鑑定はこのように、まず外部所見をチェックし、次に内部所見を一つずつチェックしていくことになる。

この過程で、胃の中から毒物が検出されたり、脳に出血があったりして、この死体がなぜ死にいたったかがわかるのである。

＊

では、この川で見つかった身元不明の男性の水死体は、解剖の結果、何がわかったか。

鑑定書では、本死体は、腐敗が進み、詳細な病理学的検査に耐えうる状態ではないとあらかじめ断った上で、死因について以下のように述べている。

「骨折や重篤な臓器損傷を伴う外傷は存在していない。脳出血や心筋梗塞、大動脈瘤破裂や肺結核、肝硬変、悪性腫瘍などの病変は認められない」

つまり、誰かに殺されたり、病気で死んだ可能性はないと述べている。

次に、「これはいわゆる水中死体であり、溺死の可能性を考慮するのは当然で、死体所見からは溺死を排除する根拠は見あたらない」としている。

しかし、いったんそう判断した上で、以下のように続けている。

「死後変化が進むと腐敗のため所見の判断が曖昧になり、溺死と判断できにくい。少なくとも重大な外傷や死にいたる病変は見られないが、それ以外の死因として溺死の可能性を含めて否定も肯定もできない」

実に曖昧な判断に終始しているのだ。

平たくいえばこうなる。

「目立った外傷もないから殺しではないし、脳梗塞や心筋梗塞のような病死でもありません。これはいわゆる水死体で、普通に考えたら、溺死ということになると思います。ただ、溺死というのは判断するのがとても難しい。それに、この死体は死後、かなり時間も経っていて腐敗も進んでいますからね。簡単に溺死と断定はできませんよ」

いわゆる死体鑑定は、死体が発見されて間もない時期に依頼されることが多い。安易に断定的な判断をくだしてしまうと、後日わかった事実と違っていたら、鑑定人としての評価が下がってしまうことになる。それを避けるため、極めて漠然とした表現をして、何をいっているのかわからないような鑑定書が多いのである。しかし、鑑定人は学識経験者として依頼されているのだから、依頼された以上は、自分の信念に沿って、結論を明確に述べるべきである。

この鑑定書でも、「あなたはこういったはずですよね」と言質を取られないよう保険をかけたようないい方になっている。おそらく口頭では、「溺死と考えても問題ないですよ」と答えたのだろう。警察はこの鑑定結果を受けて、「溺死」として処理している。

その後、身元がわかり、自宅から遺書らしきものが発見されたので、それらをあわせて川に飛び込んだ自殺とされたのである。

＊

「先生、五年前に入水自殺で処理された件があるんですが、もう一度、鑑定をお願いできませんか」

警察から電話がかかってきて、私は刑事と会うことになった。

「どうぞ、おかけください」

「失礼します」

ソファに座った刑事は、恐縮した顔であらためて再鑑定の依頼をしてきた。

「でも大学の法医学教室できちんと司法解剖され、自殺で処理されているんでしょう」

「ええ、それはそうなんですが。何しろ世間を騒がせている事件ですので、われわれも念には念を入れたくて、ぜひ先生のお力添えをいただきたくお伺いした次第です」

そういって説明をはじめた刑事に向かって、私は思わず声を出していた。

「えっ、あの事件ですか?」

「そうなんですよ」

「それはそれは」

全国的に注目されている事件の担当だとやりがいも大きいだろうが、それ以上にプレッシャーも強いのだろう。緊張した面持ちで私と対峙している目の前の刑事の顔に、苦悩の色が見て取れた。

「わかりました。とりあえず鑑定をしてみます。鑑定が終わったらまた連絡させていただきます」

「先生、くれぐれもよろしくお願いします」

刑事はあらためて深く頭を下げて帰っていった。

それにしても、一度きちんと法医学の専門家が解剖して判断している事例である。それを見直す作業になるのだから容易なことでない。私は、家で一人になってからも、しばらくは気が重い状態が続いた。

*

「さて」

私は、川の取水口に引っかかった水死体の写真から目を上げた。

「これは少なくとも最初の鑑定で示されたような溺死ではないな」

私は、そうひとり言を呟いてお茶を飲んだ。

この水死体が溺死体ではないことは、今、私の机の前に広げられている死体写真および最初の鑑定書を読めば明らかだった。

なぜなのか、その理由を述べる前に、溺死がどのようにして起きるかについて押さえておきたい。

溺死とは、液体を気道に吸引して窒息することによる死をいう。

水の中で誤って水を飲んでしまう。消化器官にも入るが、すぐに大量に肺に入り込んで来る。肺には空気が入っているが、空気は押し出され、代わりに水で満たされる。

通常の状態なら、肺は空気を含み、水中では浮袋の役目を果たすから、体はプカプカ浮かぶのだが、浮袋の役目がなくなってしまうと、体は水中に沈むことになる。

それにより溺れて死んだ死体の肺は、そうでない肺と明らかに違う。先の大学での鑑定結果には以下のようにあった。

「〈肺〉重量・左四一〇グラム、右三八〇グラム。表面・暗赤色、臓側胸膜に母指頭面大以下の斑状出血が少数見られる。割面・血量やや多い。水腫・軽度。含気量・少ない。細小泡沫はほとんど見られない。病変・なし」

これがいったい何を意味するのか。

一般的な成人男性の肺の重量は、左が五〇〇グラムほどで、右が六〇〇グラムほどとされる。しかし、溺死体の場合、肺に水を大量に吸引し、水を含んだスポンジのような溺死肺（水性肺水腫）という状態になる。

よって溺死肺の重量は、八〇〇から一二〇〇グラムとかなり重くなる。

本死体の場合は、腐敗が進んだため、肺の中にあった血液や水分が胸水として胸腔内に漏れ出して、通常よりやや軽くなっているものと思われるが、その漏れ出した胸水は、記録によると左右それぞれ一五〇グラムほどにすぎない。

それを本死体の肺重量と合わせてみても、左肺が五六〇グラム、右肺が五三〇グラムで、一般成人のそれとほぼ同程度である。

これは水を大量に吸引した肺とはおよそいいがたい。

さらに水腫は軽度で含気量は少ないとある。

これも溺死と判断できるような所見になっていないのだ。

＊

もう一つ、溺死体の所見としてあらわれる錐体内出血について、鑑定書を調べてみたが、その記載はなかった。

錐体内出血とは何か。

水の中で呼吸運動をすると、鼻と耳の間の耳管というところに水が吸い込まれて水栓ができる。耳管というのは、鼻の奥から鼓膜の内側につながっている細い管のことで、鼓膜を正常に維持しているのである。

図式的な説明をすると、耳介、耳の穴、その奥に鼓膜、そして耳管がある。鼓膜は、外耳と内耳の境にある薄い膜で、鼓膜が破れていなければ内耳に水が入っていくことはない。

エレベーターで急に上に昇ったり、飛行機で上昇すると、耳に異常が起こる。そのとき、つばを飲み込むと耳の異常がなくなることは誰でも経験があると思うが、あれは内へ凹んでしまった鼓膜を耳管から入り込んだ空気が外へ押し出しているのだ。これが俗にいう耳抜きである。

潜水したときにも同様で、水圧で鼓膜が内へと凹む。すると耳が痛くてそれ以上潜れなくなるので、鼻と口を閉じて「うっ、うっ」と空気を耳管に入れて、凹んだ鼓膜を押し戻す耳抜きをする。

耳管を通って空気が入ると鼓膜は正常になるから、また二、三メートル潜れる。またぺこんと凹んだら、耳抜きをしながらさらに深く潜っていく。

溺れたときには、鼻から入った水が普通は入ることがない耳管に入る。耳管は細いので、そこに水の栓ができる。

次に呼吸運動をすると、水栓がピストン運動をして、耳の奥に陰圧、陽圧が加わる。強く陰圧が加わったときに中耳と内耳を取り囲む骨の内膜が剥離して出血が起きる。

これが錐体内出血である。錐体内出血というのは、体が沈んだ状態で呼吸運動をした場合に限られるので非常に稀なことである。

浅瀬で水を吸って苦しければ、立ち上がればいい。浅瀬で泳ぎが得意な大人が死んだ事故の場合、医者が診断書に「溺死」と書こうとすると、泳ぎのプロですよといわれる。しかも浅瀬だから苦しければ立ち上がればいいじゃないのと突っ込まれることになる。

だから医者はとりあえず心臓麻痺だと診断する。すると世間は納得してしまう。

それはおかしいと思って、私は解剖の際に詳しく調べてみていたのである。

すると耳の骨の出血が発見された。私はこれを錐体内出血として学会に発表し、現在は法医学の教科書にも載っていて、溺死を判断する重要な所見になっている。

したがって普通の解剖で溺死かどうかということをたしかめるには、錐体内に出血があるかどうかを見ることになる。しかし溺死の場合に必ずこの錐体内出血の所見が見られるわけではない。溺死の六割方は出血があるけれども四割ぐらいはないのだ。

いずれにせよ、この死体には、それらに関する所見は記載されていなかった。

＊

最後は、死体の状況だった。

その後の捜査で身元が判明したことなどから、この水死体は二八キロ上流から流されてきたことがわかっていた。

まず、上流で溺れて亡くなったとするとどうなるか。

前述したように、溺れて亡くなると、肺は溺水で満たされ、浮袋の役目はなくなり、水中に沈むことになる。それで最初の十キロぐらいは、溺死体は水底を擦過するように流れることになる。

その際、水底に沈んだ死体は、短距離競走でスタートラインについた陸上選手のような姿勢になっている。その姿勢のまま水底を流れるので、おでこや手の甲や膝、それにつま先が底にある岩や石などに接触して流れていく。

そのため擦過され、死後の損傷として皮膚や筋肉などが欠損し、骨を露出することになる。またその際に、ゴロゴロと転がっていくので、着衣が取れてしまう。普通は下着まで取れ、全裸の状態で発見されることが多い。

その状態になってから腐敗し、腐敗ガスにより水面に浮上して漂流死体となって、柵に引っかかった。いわゆる土左衛門という膨れた感じで発見されている。

ということは、溺れて二八キロも流れて来た溺死体とは明らかに状況が合致していない。

なぜならば、本死体は発見されたとき洋服を着ている状態だったし、水底で擦過した死後の損傷も見られなかったからだ。

これはどうも自殺して溺れた死体とは違う。

むしろこう考えたほうが死体所見と合致する。

殺されて川に捨てられた。

肺には空気が入った状態だから、死体は沈まない。はじめから水面をプカプカと浮いたまま流れて来る。

水底を流されて来るときのように岩にあたり石に接触して回転して着衣が脱げるようなこともなければ、水底で擦れてできる傷もない。

私は、以上のことから、「この事案は殺害された死体が川に捨てられた」と判断した。

同時に「よし、間違いない」という気迫が漲った。世間を騒がせている大事件の真相に迫れるのだ。

一方で、不安がないわけではない。

もしも自分の鑑定が間違っていたら、警察をはじめ多くの人々に迷惑をかけ、世間を逆に騒がせてしまうことになる。

なんとしてでも真実を提供したい。その執念で、私は様々な角度から誤りがないか検討を重ね、鑑定結果を提出した。

＊

「記者一人につき三〇〇〇円を払え」

テレビカメラの前で、男はふてぶてしい態度でインタビューに答えている。

「来週の中旬くらいには潔白ということがわかるんじゃないの」

連日、テレビでは、その男のインタビューシーンが映し出されていた。

有料記者会見など、前代未聞のことで、日本中が固唾を呑んで事の経過を見守っているという状況だった。

「あの事件ですか」

「そうです。あれです」

大きく息を吐いた刑事の表情を私は思い出す。

男は、インタビューの中で盛んに警察を挑発するような発言を繰り返していたから、刑事たちも相当なプレッシャーと戦いながら捜査に取り組んでいたのだろう。

主犯格である容疑者の男が、半年前に逮捕されたとは聞いていた。

共犯である三人の女性からの証言により、この水死体の男性も、この事案と関係があるのではという疑惑が浮上した。

当時は、自殺による溺死として処理された件だった。殺されたのではないかと問い詰めたが、自供まではいかない。しかしどうも怪しいということで、溺死かどうかについて私のところに鑑定依頼がきたのだ。

その結果、私は溺死ではないという鑑定書を提出した。

自殺ではないという道筋がつけられたことになる。

この鑑定をもとに、共犯の女性たちにもう一度、厳しく問い質し、自供を迫った。

一カ月も経たない間に、共犯の女性の一人が、あらたな供述を行った。

＊

主犯格である男の右腕といわれた共犯の女性が、水死体として上がった男性にトリカブトを混ぜた饅頭を食べさせたという。

被害者の男性は、かつて容疑者の男の下働きをしていて酒好きだったことがわかった。

連日、酒を飲まされて、その後、栄養剤だからと風邪薬を大量に飲まされていた。

だが、風邪薬で体は弱ってはくるが、いっこうに死ぬ気配がない。半年以上保険金を払い続けていて、支払いが大変になり、容疑者の男は、ついに「今日やれ」と女性たちに指示を出した。女性は、トリカブトを饅頭に仕込んで食べさせたが、容疑者の男は命令だけして現場にいなかった。

女性たちは、男の気に入ることをすればかわいがられるし、逆に命令に逆らえば叱られ冷遇される。

男は飴とムチで三人を支配していたのである。

三〇分ぐらいすると被害者の男性がガタガタガタと痙攣しはじめたので、女性たちは協力して、一人が顔を座布団で押さえ、一人は胸の上に乗って手を押さえ、一人は足を押さえた。

やがて痙攣がやんでぐったりしたので、三人がかりで近くの利根川に捨てたと自白した。その後、遺書として残されていた手紙の筆跡鑑定を行ったところ、供述をした女性が書いたことがわかったという。

＊

溺死ではないという鑑定を行って一カ月も経たない間に、再び刑事が私の家を訪れた。

「先生、前回の鑑定、とても助かりました」

「いえ、いえ。どういたしまして」

「おかげさまで事件の全貌がわかってきました」

「そうですか。それはよかったです。今日は何か」

「それなんですが……」

私は、彼の話に耳を傾けた。

「女はたしかにトリカブトを飲ませたと話はしているのですが、どうも自供に曖昧な部分もありまして……。一応、残された臓器を再鑑定して、毒物検査は済ませてあります。これらをもとに、水死体で発見された被害者の男性の死因は、毒物のためなのか、鼻口部を布団で圧迫した窒息死なのかを再鑑定していただきたいのです」

「刑事さんもいろいろ大変ですね」

私がそうねぎらいながらお茶をすすめると、笑みを浮かべながらお礼をいってお茶を啜った。その顔には大事件を担当する刑事の苦労が滲み出ていた。

「了解しました。しばらくお時間をください」

私がそういうと、刑事はほっとしたように帰っていった。

被害者の男性の死因が何なのか。

私は警察から出された新たな疑問に対する鑑定を行うことになった。

＊

警察から提供された新たな資料にはこうあった。

「被害者は、致死量となるアコニチン類を含有するヤマトリカブト根塊を摂取している。トリカブトを摂取した十数分後に胸苦しさ、吐き気、嘔吐を訴えて倒れ込んだ。そして暴れ出し、痙攣を起こしはじめたので、女性たちが被害者に掛け布団を被せ、上から押さえつけた」

体を突っ張るなどの痙攣（強直性痙攣発作）などがあり、押さえ続けるのは困難な状況だったが、しばらくすると動かなくなった。そのとき死亡者の顔面はうっ血し、浮腫みがあり、唇にチアノーゼと腫れがあり、涎を流していたという。

それらの事実から考え抜く作業を行った。

「死者は致死量のトリカブトを摂取しているので、胃には焼けつくような激痛があって、苦しみ、のたうちまわり、さらには強直性痙攣も生じている。その状態で、布団を被せ、一定の姿勢に固定し、長時間呼吸ができないように鼻口部を押さえたとしても、すぐに暴れ出し、激しい痙攣のため振り払われてしまうので、持続して窒息させるのは現実には不可能と考えられる。むしろ致死量のトリカブトを摂取しているので、それで心停止にいたったと考えるべきである」

私はそう回答し、裁判所もそれを判決の判断材料にしたようだった。

*

適量の薬は疾病には効くが、効くからといって大量に与えれば心臓は止まり、呼吸も止まることもあるだろう。それを知ってか、主犯の男は大量の風邪薬を飲ませていたから、毒は飲ませていないと大見栄を切った有料会見をしていたのだ。

いずれにしても、この事件を第一として、容疑者の男と共犯の三人の女性は、第二の事件、第三の事件の犯行にまでおよんでいた。

第一の事件では、男性にトリカブトが入った饅頭を食べさせて殺害。その後、川に捨てた。水死体で発見された死体を私が鑑定したのは、ここで述べた通りである。

当初、自殺として処理されたので、偽装結婚していた共犯の女性に保険金三億円が支払われた。後に保険会社が保険金返還の民事訴訟を起こし、返還を命じる判決になっている。

第二の事件が、四年後、初老の男性と偽装結婚をした上で、アセトアミノフェンが入った大量の風邪薬と酒を長期間にわたって飲ませて殺害。偽装結婚相手を受取人として保険金一億七千万円が掛けられていた。

第三の事件は、第二の事件と同じ方法で中年の男性が重体に陥った。偽装結婚相手のホステスを受取人とする九億円の保険金が掛けられていた。被害者がマスコミに訴えたことから発覚した。

逮捕が遅れた原因は、第二、第三の事件の被害者から、当初、毒物が検出されず、決定的な証拠が出なかったためであった。

ところが警察は内偵を進めて、事実上、彼らが大量の風邪薬や酒を飲ませて、被害者が中毒症状を起こしたことが立件された。

いずれも主犯格の男が、共犯の三人の女性に殺害を指示したとして起訴。女性三人には、それぞれ懲役一二年、一五年、無期懲役がくだされ、主犯格の男には死刑判決が下りた。

判決文によると、主犯格の男は、金融業や飲食店を経営し、客のつけをホステスであり、かつ情交のあった共犯の三人の女性の借金にさせ、金銭的に支配した上で、言葉巧みに犯行へと誘い込んだとされている。

当然のことであるが、この事件が発覚する五年前に、司法解剖を行った大学で、溺死ではなく、殺害後に川に捨てたのだと正しい鑑定が行われていたならば、第二、第三の犠牲者が出なかったはずで、法医学鑑定の重要性をあらためて示した事件であるともいえた。

すべてが終わった。

透き通る秋の空、思い切り深呼吸をしている自分がいた。

この事件を思い出す度に、刑事がいつも緊張してどこか疲れた表情をしながら私と再鑑定のやり取りをしていた場面に行きあたる。

後日談になるが、この難事件の容疑者を逮捕、起訴した検事さんは、大手柄として高い評価を受けたと聞いている。

5 疑惑の踏切

出前で炒飯でも取ろうかと考えていたお昼前のことだった。何度か再鑑定の依頼を受けて顔見知りだった、ある保険会社の代理人弁護士から電話がかかってきた。

そのときはまさか後に被告側の証人として裁判所に出廷して、原告側の証人とやりあうことになるとは想像だにしていなかった。

「先生、どうも、ごぶさたしています」

「いえ、こちらこそごぶさたしています」

「新しい件でちょっとご相談がありまして」

「はい、はい。なんでしょう」

誠実でていねいな仕事をする人なので、私のほうも安心した物言いになる。弁護士は、電話口で依頼したい事件について説明をはじめた。

わかりやすく説得力のある話し方は、商売柄、必要なことだろうが、それにしてもいつも実に要領を得ているものだと感心しながら聞いていた。

弁護士が話をしてくれた概略は以下のようなものだった。

一人の男が、警報機が鳴っているにもかかわらず、小走りで踏切を駆け抜けようとしてレールに躓き、前のめりに倒れ、意識を失って電車に轢かれてしまった。

幸い命は助かったが、両足を切断するという大怪我を負った。

男は、その保険会社に一億円の傷害保険をかけていて、保険金の支払いを申請した。

しかし、保険会社が状況を調べてみると、事故ではなくて故意にやった疑いが浮上し、支払うことができないと回答。

それを不服とした男側が、保険金を支払えと訴え、トラブルになっているというものだった。しかも男には、このほかに生命保険会社や損害保険会社数社あわせて数億円の加入もあったという。

弁護士から鑑定依頼を受けて、私は二度にわたり鑑定書を作成して提出した。

その後、訴えた原告、すなわち男側が依頼した交通事故の専門家による鑑定書が提出されたが、そこには私が最初に鑑定した内容に対する反論が示されていた。

私は、それを受ける形で、交通事故専門家の反論がいかに誤っているか、一つひとつていねいに説明を加えた意見書を新たに提出した。

私の意見書で述べられた反論にあわてたのか、男側はときを置かずして、今度は、法医学の専門家である、とある大学の教授に再鑑定を依頼した。

はたしてそこに書かれてあった鑑定結果も、いかに上野鑑定が間違っているかについて述べられたものだった。そこで私は、再びその教授の反論に応える形で、回答書なるものを作成、提出することになった。

それで一応の決着を見たかに思われたが、事態は終息せず、ついには訴えられた被告、つまり保険会社側の証人として裁判所に出廷し、証言をするという経緯を辿ることになった。

そして裁判は誰もが予想をしていなかった、まさかの結末を迎えることになる。

この事件については、以前、別の本で簡単に触れたことがあったが、そこにいたるまでの詳細については、これまで一度も触れてこなかったので、今回じっくりと説明を加えることにしたい。

最初に弁護士から電話を受けた後、私は、五年にもおよぶ長期にわたって、この裁判の一端に取り込まれることになる。

*

保険会社には、その事故が、本当に事故なのか、あるいは事故を装った詐欺事件なのかを調べる捜査係がいる。たいていは元警察官などが定年退職後、あるいは転職して勤めていることが多いが、彼らが、事の経緯を担当者から聞き、現場および周辺取材を集めて会社に報告する。昔とった杵柄だから、きちんとした調査が行われるが、現職の警察官ではないので、当然、捜査権などはない。必然的にできることは限られるが、それまでの人脈を駆使しながら調べ尽くすことになる。

一個人と大企業である保険会社との対立という構図なので、どうしても個人側に肩入れしたくなって、うるさいことをいわずに支払ってやれよという気持ちになりがちだが、保険会社の主張が正しい場合、重大な詐欺事件ということになる。それを見過ごすことは社会通念上、許されない。

例の和歌山カレー毒物事件や本庄保険金殺人事件など保険金を狙った殺人事件は後を絶たない。保険会社は、よく調べもせずに保険金を簡単に支払ってくれる、ちょろいものだという評判が流布してしまえば、ますますその類いの犯罪は増え、必然的に保険金をかけて殺される被害者の増加につながることになるから、抑止力のためにも厳密に審査すべきだろう。

「先生、資料を揃えてありますので、一度、見てもらえないでしょうか」

「けっこうですよ、じゃあ拝見して返事をしましょう」

繰り返しになるが、鑑定を引き受けるか、受けないかは、資料にきちんと目を通してから考える。私はずっと「死体は語る」をモットーにしてきたので、死体が語ったことが、依頼された側、それは遺族か、警察か、保険会社か、いずれかになるが、いずれにしても彼らの期待に添えないような鑑定になる場合は引き受けないことにしている。

おかしいと思っていても、お金をもらっているからと死体が語ってもいないことをいうような仁義にもとる真似はしたくないからだ。白を黒といってはいけない。それだけはずっと肝に銘じて再鑑定という仕事を引き受けてきた。

「ありがとうございます。では来週までには送らせていただきます」

一週間後に分厚い資料が宅配便で送られてきた。箱を開けて中を見ると、現場の写真などがたくさん添付されてある。すでに裁判ははじまっているようだった。

状況証拠は極めて怪しいが、科学的根拠にもとづく証拠も乏しい。専門家に相談したほうがいいということで私に依頼があったのだろう。

早速、鑑定に取りかかることにした。

事件の概略に関しては、先日聞いた弁護士の話からだいたい頭に入っている。

カンカンカンと警報が鳴っている踏切を駆け抜けようとしたときにレールに躓いて転んだらしいが、男の足指は、数年前に負った凍傷で少し不自由な状態だったという。転んで、頭を強打して意識を失ってしまったから、走ってきた電車をよけることができずに両足切断という目に遭った。

だから、これは過失であって故意ではない、というのが相手側の言い分だ。

頭を打って意識を失った際にできたという、おでこの上、前頭部についた傷が写された顔写真が、証拠として添付されてあった。

それを見た瞬間、私は、「これはおかしい」と確信した。

おでこではなく、前頭部の髪の生え際部分に、卵大に頭髪が抜けて、縦斜めに傷がついているのだが、明らかに状況と合わないのだ。

もし男が主張するように、小走りで前のめりになって転んだとしたら、第一章の『顔から消えた痕跡』でも説明したが、まず両手の平をつき、かばい手をするのが普通だ。運動会のかけっこで転んだ子どもを想像してもらえるとよくわかると思う。たいていは手の平や膝を擦りむいている。

勢い余って、かばい切れず顔を擦りむくことはあっても、前頭部だけを強打するというのは考えられない。

しかも男は顔にも傷がついていない。もし彼のいう通りだとすると、相当不自然な格好で地面に接触しなければならなくなる。

普通の転び方では、首を深く折り曲げるような極めて不自然な格好で強打しない限り、おでこの上、つまり前頭部の髪の生え際だけを打って怪我をすることはない。

次に現場写真に目をやった。

うつ伏せに倒れた男の右前方、二、三メートル先の線路わきに箱に収まった配電盤が写っている。電車は男の左方向から右へと通過したので進行方向側ということになる。生え際についた傷は、おそらく電車に撥ね飛ばされたとき、その配電盤ボックスにぶつかり、ついた傷ではないかと私は推測した。

つまり路面に倒れてできた傷ではなく、列車に飛ばされて配電盤ボックスの角で頭を打ったと考えれば、前頭部についた斜め縦の傷も合点がいくのだ。

以上のことから、男のいう主張には無理があると私は判断し、引き受けることにした。

＊

保険会社からの依頼内容は、男の前頭部についた傷は、男が前のめりに倒れたときに生じたものなのか、電車に撥ね飛ばされた後にできたものなのかについて鑑定してほしいというものだった。

しかもそれが転倒したときについた傷だと仮定すると、その傷によって意識を失うかどうかについてもあわせて問うていた。

そして目下、裁判の争点は、本人が軌道内で、うつ伏せ状態であったときに意識があったか、なかったかにあった。

平たくいえば、まず男の主張はこうだ。

「私は、踏切を渡っているとき、急いでいたのと足に古い凍傷痕があったので、前のめりに転倒し、頭を打ち、意識を失っていました。そこへ運悪く電車が通り、両足を切断されてしまったのです。意識を失った証拠ですか？　ほら、このおでこの上に傷があるでしょう。これが証拠です」

一方、保険金を支払えと男に訴えられた保険会社はこう主張する。

「いやいや、あなたは転倒したときに意識障害はなかったはずですよ。逃げられたはずなのに逃げなかったのは、故意の可能性が高いじゃないですか」

私はその点を踏まえ、以下のような鑑定結果を提出した。

「本件のように、走って転倒し、頭毛のある前頭部を打撲するのは極めて稀な現象といっていい。しかも前のめりに転倒して意識障害を生じた例は聞いたことがない。本当に意識障害を生じるような転倒であれば、かなりの加速度がついて激しく転倒し、顔面あるいは前額部打撲でなければいけない。それに、もしそのような加速度のついた転倒であるなら、体は軌道外にはみ出し、本件のような受傷にはならなかったであろう」

私はさらに別角度からも、男の前頭部の傷が、脳震盪や失神などの意識障害を生じさせるほどだったかどうかについて検討を行った。

幸い、男は事故直後、すぐ目の前にあった救急病院に運ばれて、頭部のX線およびCTスキャンの検査を受けており、写真が残されていた。

一般的に、意識障害の主たる原因となる脳震盪は、意識消失、嘔吐、遅脈の三症状を引き起こすが、この男の場合、外傷に起因する血腫や損傷、頭蓋骨骨折の所見も、さらには嘔吐の症状も見られなかった。脈拍検査もされているが、速脈との結果が出ているから、遅脈にもあたらない。しかも意識障害を起こすような頭部外傷は、脳腫脹をきたすものだが、全体として脳は萎縮傾向にあった。

もし本人が主張するように意識障害があったとすれば、両足を切断されたことによるショックの可能性があげられるが、それは事故後のことなので、今回の論点には関係がなくなる。

参考までに、前のめりにではなく、仰臥位に倒れ、防衛姿勢も取れないまま無防備な状態で後頭部を打ったとすれば、頭蓋内損傷などを生じ、意識障害が起きてもおかしくはないが、検査結果では、後頭部の損傷は見られなかった。

加えておかしなことがあった。

もし前頭部の傷が前のめりに転倒したときに生じたとするなら、体の縦軸に沿って上から下への擦過傷がつかなければいけないのに、男についた傷は、斜め左右に形成されているのである。

状況を素直に読み解くなら、電車に轢過された際、電車の進行方向である右前方に撥ね飛ばされたと見るのが一般的である。

私は、前頭部の傷は、前のめりに転倒した際ではなく、電車に撥ね飛ばされた際に、電車の進行方向である右前方に飛ばされ、路面に垂直に立った配電盤ボックスの角などに前頭部を接触打撲してできたものという鑑定結果を出した。

＊

私の鑑定結果をもとに裁判が争われたが、数カ月後、相手側、すなわち両足を切断した男の弁護側が、交通事故の専門家に依頼した鑑定書を提出してきた。

それは冒頭で触れたように私の鑑定を真っ向から否定したものだった。

鑑定書では、男の前頭部についた傷が、電車に撥ね飛ばされ、電車の進行方向である右前方の配電盤ボックスの角にあたってついたものとした私の意見を否定していたが、その根拠は、体の足部が電車に轢かれた場合、車体に巻き込まれない限り、体の重心点を中心にモーメントが働くことにより、男の上半身は電車の進行方向とは逆に移動し、足は進行方向に移動するから配電盤ボックスに激しく衝突する可能性はないというものだった。

この考え方は自動車の駆動輪の場合の話である。つまり駆動輪は地面を強く擦過するように回転するから、人体を轢過すれば、進行方向の反対側に人体は移動させられる。しかし電車による轢過と同じに考えることはできない。

「仮に大きく移動して配電盤ボックスの角などに衝突したと考えた場合、この衝突では、男の大腿部および前頭部の形状のような傷が発生することはないし、移動する際に全身に引きずり傷および関節部に大きな損傷を受けるはずである。したがって上野の判断は大きな誤りである」としている。以下、少し専門的になるが交通事故専門家の意見を引用する。
「事故現場の歩道、その周りの状況から、本人の足部以外の傷は、電車に足部を轢かれる前に生じたものである。その発生部分は、本人が転倒したときに、左側の大腿部が歩道端部の鋭く硬い部位に衝突したときに生じている。頭部についた傷は、歩道と配電盤ボックス間の歩道寄り、段差のある五〜九センチの大きさの石が敷かれた敷石部に衝突したときに生じたものである。

事故現場の歩道面、歩道端の鋭く硬い部位、および配電盤ボックスの本体に衝突した場合は、前頭部についた形状のような傷はつかない。またこの場合、頭蓋骨骨折を伴うものとなる可能性が高く、本件事故の傷害範囲に収まらない。

本人は頭と敷石の衝突により傷害を受け、その場で意識を失った状態で倒れていた可能性が極めて高い。倒れた状態は、両足部がレール上に、大腿部より上方は敷石部にあり、左腕、左手は歩道上にかぶさった形で、うつ伏せ状態であったと推測される。

足部が電車に轢かれた後は、若干の移動は考えられるが、事故前の状態を保っていた。その理由は、足部が電車に轢かれても、男の重心、腰部と胸部の間より上半身は、電車の進行方向に対し、反対向きの力を受けるためである。足部が轢かれ、頭部より上方部が、電車の進行方向に移動するのは、電車に巻き込まれる場合であり、本件事故では、その状況は認められない。したがって上野先生の主張する考えは誤りである」

この鑑定で、交通事故専門家である鑑定人は、大きく二つのことを主張していた。

一つ目は、傷は、前のめりに倒れたときに頭を線路の敷石部にぶつけたときにできたものである。

二つ目は、電車に轢かれたときに男の頭は、電車の進行方向ではなく、後方に移動するため、前方にある配電盤のボックスに頭をぶつけるはずがないというものだった。

この鑑定書を受けて、私は、もう一度、意見書という形で意見を述べた。

私は東京都監察医務院で長らく検死にあたってきた。都内という場所柄、電車に轢断される変死体を検死するケースは極めて多かった。現場に急行して電車に撥ねられた死体を検死することになるが、そこにあった死体は、まず間違いなく電車の進行方向と同じ方向に飛ばされていた。

交通事故専門家である鑑定人が主張するような、足は進行方向に飛ばされて、体は反対側に行くという事故は見たことがない。繰り返すが、電車に撥ねられた死体は、まず間違いなく電車と同じ方向に飛ばされているのだ。

おそらく電車事故の現場を体験したことのない人の発言だろう。

私は、鑑定人の反論に対し、さらに一つひとつていねいに再反論を重ね、最初の鑑定で述べた根拠をあらためて示すことになった。

そこで私が最終的に強調することになったのは、医学ないしは法医学を無視した科学的根拠の乏しいその専門家の鑑定に対する批判であった。

＊

それを提出した数カ月後、男の弁護団は、今度は、ある大学の法医学者に再鑑定を依頼し、証拠として新鑑定書を提出してきた。前回、私が法医学を無視した鑑定は意味がないと論破したことを受けてのものだろう。

その大学教授の再鑑定結果は以下のようなものだった。

「前頭部の傷がどうやってできたかについては、長さ二〜五センチ程度、幅一センチ程度の硬固な鈍体による強い打撲によって生じたものと推定する。そしてこの傷ができたことによって意識障害が生じたかどうかについては、その傷がついた外力によって脳震盪の発生を否定できないから、その症状としての一過性意識障害の発症を否定することができない」

つまりこの傷は硬い鈍体によってできたもので、その際に脳震盪が発生し、意識障害を起こしているという男側の主張によりそったものであった。

それはいい。しかし、この鑑定には大きな不備があった。

大学教授は、脳震盪が起きたかどうかが本件の重要なカギになると主張し、脳震盪が起きる条件、顔面蒼白、嘔吐、呼吸瀕数、徐脈、血圧軽度低下などの症状が見られると書いている。

しかし病院へ運ばれた際に撮影された脳のX線写真およびCTスキャン撮影結果、あるいは症状などに脳震盪を思わせる所見はないのである。

脳震盪を起こす所見がないにもかかわらず、脳震盪の可能性があると結論づけているのだから、おかしな鑑定である。

もう一つの前頭部の傷がどうやってついたものかに関しても記述はあるが、いつできたのかという肝心な点については、これもまた触れていない。

いずれにしても残る争点は、頭についた傷が、路面あるいは敷石部にぶつけてできたものなのか、飛ばされて配電盤ボックスの角に当たってできたものなのか、その点だけになったとそのときは思われていた。

＊

「被告側の次の証人、上野正彦さん、お入りください」

腰ほどの仕切り柵の向こう側、ひな壇の中央に裁判長、両隣に裁判官が座っている。一段下がったひな壇には書記がいる。その下に証言台が置かれてあった。

左右の席には、それぞれ原告側の弁護士、被告側の弁護士たちが座っている。私の後方に位置する傍聴席では男側の関係者、および保険会社の関係者たちが傍聴していた。テレビドラマなどでよく見かける通りの裁判所内の風景だ。

裁判長に呼ばれた私は裁判官の前にある証言台に立った。マイクが備え付けられてある。

「良心に従って真実を述べ、何事も隠さず、いつわりを述べないことを誓います」

私は宣誓書を読み上げ、署名捺印して提出した。それを見ていた裁判長が、嘘の供述をすると罰せられますよという説明をした。

「では裁判をはじめます。証人である上野さんに聞きます」

まず裁判長が口火を切った。すると私を証人として呼んだ保険会社側の弁護士が「わかりました」と、私のそばにやって来た。

＊

裁判所から証人尋問の呼び出し通知を受け取ったのは、鑑定依頼が来て、相手側の交通事故専門家や法医学者である大学教授とのやり取りを行っていた頃から数えると実に五年の歳月が経過していた。

突然、裁判所から「鑑定証人として出廷してください」という連絡が来たとき、何の鑑定だったかと記憶の糸を手繰り寄せるのにしばしの時間が必要なほどだった。何しろ五年といえば、一歳くらいの乳飲み子が、小学校に入学するくらいの時間なのだ。

私の手は離れていたが、その間、ずっと保険会社と男側は、支払わない、支払えのやり取りを繰り返していたのである。

証人に立ったのは私だけではない。五年前に鑑定を行った三人が一人ずつ証言台に立った。最初は、原告側の証人である交通事故専門家、次に同じく原告側の証人である法医学の専門家である大学教授、そして最後に被告側の証人である私という順番だ。

交通事故専門家と大学教授は、原告側の弁護士に誘導されるように、それぞれが鑑定書に書いたことを繰り返し、証言していた。

最初に証人台に立った交通事故専門家は、鑑定書通り、電車に飛ばされると足は進行方向、頭は反対方向に行くと説明した。

その後に証言した大学教授も同様に、頭を強打して意識不明になって逃げられなかったから足を轢断されたと主張を行った。

そしてその後、私が証言する番になった。主に保険会社の弁護士が私の傍らに立って質問をしていく。

——まずお聞きします。前頭部にできた傷はどうやってできたものですか？

「ええ。たとえば運動会で子どもが転んだときのことを想像してもらえればわかると思うのですが、転倒するときは咄嗟にかばい手をするので、勢い余って顔を怪我することはあっても、普通は、両手に擦過傷ができたり膝小僧を擦りむくなどの怪我をするはずです。それがまったくないどころか、走って転んで前頭部のみを傷つけるなど聞いたことがありません」

私も鑑定書に書いたことを弁護士の質問に沿って答えていった。

——おでこの上の髪の毛のある前頭部を怪我することなどありえないと。

「ええ、そうです。そうなるには転んだときに首を深く折り曲げるような極めて不自然な格好で強打するしか状況的にありえません」

——では、前頭部にできた傷は、転んでできたものではないと。

「そうです。人は電車に撥ねられると電車の進行方向と同じ方向に飛ばされます。それは私が東京都監察医務院時代、多くの列車事故の現場で経験したことです。ですから、足の轢断と同時に、上半身は電車の進行方向に回転を伴って飛ばされ、二、三メートル右前方にあった配電盤ボックスの角に前頭部をぶつけたのでしょう。前頭部の傷は、縦斜めについています。もし転倒していたのなら、路面との擦過だから真っすぐ縦につくはずです。つまり飛ばされて体がねじれ、角で打って斜めについたと考えるのが合理的だと判断します」

原告側の弁護士が挙手をした。

――足が進行方向、体は反対側になっているのに、そっちに飛ぶのはおかしいではないですか？

その質問に対し、私は先ほど説明したことを繰り返した。

「ですから、そういう現場を私は見たことがない。全部進行方向に飛ばされます」

それを聞いて保険会社の弁護士は満足したようにさらに質問をした。

――原告側は、本人が意識を失ったのは、脳震盪によるものだと主張していますが、それについてはどのようにお考えですか？

「倒れたときに頭を打って脳震盪を起こしたと主張されていますが、根拠が示されていません。脳震盪になった場合、X線、CTスキャンに所見が表れます。鑑定書にも書きましたが、意識消失、嘔吐、遅脈の三症状を引き起こすものですが、カルテにはいずれの所見も見当たりません。したがって転んで脳震盪を起こして意識障害を起こしたために電車に撥ねられたとするのは合理的ではありません」

私を含めた三人の証人の尋問時間は、三〇分から一時間程度だった。ひと通り私に対する弁護士の質問が終わった後で裁判長が宣言した。

「これから一五分ほどの休憩に入ります」

そして、こうつけ加えた。

「休憩後、引き続きホワイトボードを用意しますから、証人は図を描いて説明をいただけますか」

裁判はいったん一五分の休憩に入った。

そして結果的に、この一五分の休憩が、長きにわたる争いを大きく変化させ、急速に終息へと向かわせることになったのだった。

＊

「それではあらためて証人は、ホワイトボードを使って説明してもらえますか」

「はい」

目の前には法廷内に持ち込まれたホワイトボードがあった。

このときすでに法廷内の空気が変わっていた。

それまでずっと、踏切で転んで意識を失い、電車に撥ねられたというが、前頭部についた傷で意識を失うことはあるか、そもそもその傷は、転んだときについたものなのか、という論点で争われていた。原告側、被告側、それぞれが、その点について、ああでもない、こうでもないとお互いの主張を繰り返していた。

しかし三人の証言の後、私の意見が正しいという方向に法廷内の空気は大きく傾いていた。だからこそ裁判長は私に、休憩を挟んだ後、詳しい説明をと希望したのだ。

そのことで、私は従来の争点から自由になることができた。

ホワイトボードに現場の絵を描いた。それは線路に男がどのような状態で横たわっていたかを示した図だった。線路の外側は、なだらかな傾斜になっている。電車の運転手がこう証言していた。

「男性が、線路に両足を載せた状態で横たわっていました。上半身は線路の外にあって暗いこともあってよくは見えませんでした」

暗くてよく見えないとされた線路の外側、つまり男が気を失って横たわっていたとされる上半身がある場所は、なだらかな下り傾斜になっている。

ということはどういうことか。

男の両足は線路のレールの上にある。

男の上半身は下り傾斜している線路の外側にある。

もし男が主張しているように意識を失って倒れているとしたら、男の上半身は頭を下側にして下り傾斜に沿ってうつ伏していて、下半身は軌道内の高い位置にあるので、膝の関節から下の両下腿部は上方に上がっている。

その姿勢で進行してきた電車に接触したとしたら、電車前面下方にある排障機によって、両下腿部は軌道外に排除されてしまうと考えられるが、事実は、両下腿は左右とも同じ位置で轢断されている。

これは、男がうつ伏せで、腕立て伏せで腕を伸ばしているときのような状態を保ち、下半身と同じ高さに上半身を持ち上げないと起こりえない。少なくとも意識不明では、このような姿勢をつくることはできない。

このケースは、単純な転倒事故によるものではなく、かなり計算された偽装事故の可能性が高いと説明しながら、私は、その図をホワイトボードに描いた。

この踏切は下り傾斜になっているので、うつ伏せの状態で転倒したのでは、必然的に膝の関節の下部の下肢は背面に屈曲して上がるから、線路上では足が斜め上を向いた状態になっている。しかしそれは事実と大きく矛盾している。

両足の切断面は、左右とも同じ個所で真横に切断されているのだ。

もし男が意識を失っている状態であれば、体はふにゃふにゃして張りがない状態なので、轢過されたとしても真横に切断されることはない。普通であれば、電車の手前にある足が切断された後、もう一方の足は勢いで飛ばされてしまって切断にはいたらない。あるいは斜めに切断されたりする。

しかし男の両足は同じ高さできれいに真横に切断されている。

それはいったい何を意味するのか。

「両足を真横に轢断するとは、いったいどのような状況にあったのか。この図に描きましたように、両足をレール上に置き、下方向へ傾斜になっている線路の外側にある上半身は、両手で腕立て伏せをする要領で支え、踏ん張って体を真っすぐにしていたと推測されます。

したがって、意識不明ではなく、これは意図的行動と思われます」

レール上に両足を置き、線路の外側にある上半身を両手でしっかり支え、腕立て伏せの姿勢で、電車が通り過ぎるのを待つ。どんな人間でも、これから電車に両足を轢かれる状況で待っていると自ずと相当な力が入る。それは両足にしても同じだ。意識を失って、ふにゃふにゃとした状況で線路上に横たわっているのとは正反対といってもいい。

＊

そろそろ電車が来る。

「ボオーン」

激しい警笛が闇夜を切り裂くように鳴っている。

待ち構えていたところを電車が通過。力を入れていた両足は、普通の電車轢断事故ではありえないほど不自然に、真横に一直線上に切断されたのだ。

「わかりました。ありがとうございました」

裁判長が私に言葉をかけた。保険会社の勝訴が決定した瞬間だった。

6 海外で起きた謎

最近、フィリピンで日本人が殺害されたというニュースを見た。マレーシアでは覚せい剤を密輸しようとした罪で日本人女性が死刑判決を受けている。

ここ数年、海外で日本人が犯罪に巻き込まれる事件や、逆に犯罪に手を染める事件が増えている。海外に行く日本人が急増したためかもしれない。

ただ、そんなニュースを見ていても、聞き慣れないカタカナの地名が出てくるためか、どこか現実離れしたイメージを持ってしまうのも事実だ。

それでも海外で日本人が犯罪に巻き込まれていることに違いはない。

海外にいようとも死体はきちんと語っているのだ。

実際、私も海外で起きた事件の再鑑定を依頼されることが多くなった。

高額な傷害保険がかけられ、旅行中に突然、死亡し、その支払いを巡りトラブルになるのだが、日本国内と違い、海外の事故は状況がはっきりわからないことが多い。治安もよくない上、警察の捜査も十分とはいえないので、特に辺境の地では実行しやすいのだろう。

保険会社も現地での調査をするが、明確な証拠もないまま事故死だとされ、異議を申し立てても、たいていは取り合ってもらえない。

そんな事情から私に相談が持ちかけられるのである。

この章では、海外で事件ないし事故が起きた後、私のもとに再鑑定の依頼が持ち込まれた事案について三つほど取り上げてみる。これからますます増えていくだろう海外での事件を少しでも未然に防ぐために。

＊

日本人男性が、フィリピンの高層ホテルの二五階の窓から、テラスになっている七階のフロアに墜落して死亡した。

死体は、フィリピン国家警察犯罪研究所で検死された。

死因は、「頭部、胴体および下肢の外傷性障害」と鑑定され、「事故死」として処理されている。

ただ男性には多額の傷害保険がかけられていた。

「本当に事故死なのか、再鑑定をしていただけませんか？」

保険会社の担当者が、事件資料一式を持って我が家にやって来た。

現場を写した写真がある。男性が転落したとされる窓は、床から一メートル、だいたい大人の腰ほどの高さにある。また窓の扉は、よくホテルにあるような全開にはならない構造になっていた。男性は、二五階にあるその窓から五四メートル下にある七階のテラス床面に墜落したという。

七階の現場には、壁から二メートル離れたところに鋼鉄製の柵がある。被害者の頭は、その柵の下端に接し、体は柵の外側に投げ出された状態で発見されている。

簡単にいうと、二五階の窓から転落した男性は、七階の壁から二メートル離れた柵の手すりに頭部からあたり、弾みで足が柵の外側に投げ出されたということになる。

これは誤って落ちた事故死なのか。

それとも故意に落ちた自殺なのか。

争点はそこにあった。

まず誤って落ちた事故死だった場合から考えてみる。

転落した窓は、腰の高さにある。しかも三分の一程度しか開かない構造になっているから、そこから誤って落ちること自体が相当不自然だ。しかしそれは状況証拠なので、ひとまず置いておく。

もし誤って落ちたとしたら窓から外壁に沿ってずり落ちる格好になる。わかりやすくいうと、ホテルの壁伝いにずるずる落下していく。途中に出っ張りがあれば、そこに引っかかってさらに外側に投げ出されることになるが、ホテルの写真を見る限り、典型的な高層ビルのつくりで外壁に凹凸らしきものは何もない。

それにもかかわらず、壁から二メートルも離れた外側に落下しているのだ。

このことはいったい何を意味しているのか。

つまり男性は、水泳で頭から飛び込むようなダイビングの姿勢で落ちたのだ。窓枠の上にのり、そこを蹴って頭から落ちたということになる。

そうすると死体所見と見事に合致する。

そのことを私は図解で、窓から落ちて頭部を五四メートル下にある柵の手すりにぶつけ、外に投げ出される格好で横たわるまでを示した。

もし男性が、窓に腰かけていて、外側にひっくり返るような姿勢で落下したとするとどうなるか。

前述の通り、建物の壁に背を向け、近接したまま落下していくので、壁から二メートル離れた柵の外側ではなく内側の壁近くに着地することになる。

しかも一般的には、足が建物の壁に近い位置に、頭は遠位になることが普通で、死体の損傷も後頭部を中心にした頭蓋骨粉砕骨折が主体になり、顔面に擦過打撲傷は形成されない。

しかし本件の死体は、柵の外側に着地し、しかも頭部が壁側に、足は遠位にあるのだ。死体所見には、足部や大腿骨頸部の骨折なども見当たらないので、足から先に墜落着地したものでもない。

これらのことは数多くの墜落事故を検死してきた結果から導かれたもので、さらにダミー人形を使った私の所属する大学の実験結果からもわかっている。

以上の所見から判断すると、窓に腰かけて外側にひっくり返った墜落事故でないのは明らかである。

また本件は、着地時の外傷以外の損傷が見られないので、他殺ではなく、自殺行動であったと判断することができる。

建物の壁から二メートル離れた場所に落下している。それが「自殺」と判断した理由だった。私はそのような鑑定書を提出した。その結果、保険会社の主張が認められ裁判は勝訴した。

＊

次はモンゴルで起きた事件だ。日本人の高齢の男性がウランバートル空港のそばにある、高さ四メートルほどのアーチ状の遊歩道の縁石に、背中を外側に向けて腰かけていた。深夜というよりも早朝といっていい人通りが極端に少ない時間帯だった。

酒に酔っていたらしく、その高さからひっくり返って工事中の砂利道に転落してしまった。病院に搬送されたが、まもなく死亡が確認されたという。

事故発生直後の状況は、頭部を遊歩道の壁側に向け、うつ伏せ状態。壁から頭部までの正確な距離は計測されていないが四、五〇センチは離れていたようだ。

現地で司法解剖が行われた。この死亡した日本人の検死および解剖を行ったのは、モンゴル警察である。私が見た解剖所見には、こう書かれてあった。

1・左第一～一二肋骨骨折。
2・左上肺葉損傷（肋骨骨折の折端による損傷）
3・血気胸六〇〇ml
4・腰椎第三、四骨折
5・左大腿骨骨折
6・血中アルコール濃度二・四%で強度の酩酊状態（上記なら単位はmg/mlが正しい）

以上から、死因は「損傷ショック」、死因の種類は「酩酊による過失事故」とある。

これも最初に紹介したフィリピンの事件と同じく、保険会社の依頼で再鑑定が持ち込まれた事件だった。それにしてもモンゴル警察が検死、司法解剖を行った死体を私が再鑑定をする時代が来るなど、ひと昔前には考えられないことだった。世の中が大きく様変わりしていることを実感させられた。

保険会社の依頼は、以下のようなものだった。

酒に酔った事故死とされているが、死体所見からしてそれは正しいといえるのか。

第三者によって転落させられた可能性はないかというものだった。

簡単にいうとこうなる。

「モンゴル警察は、酒に酔った事故死と結論づけたんですが、死体所見から見て、それは正しいんでしょうか。何者かが男性を押して転落死させた可能性はないのでしょうか」

もちろんここでも「死体は語る」というスタンスを崩さない。

あらためてモンゴル警察が行った検死、解剖所見を精査してみた。

同行者の証言などから、被害者が発見されたときの姿勢は、うつ伏せで、頭部は遊歩道の壁から四、五〇センチ離れた近位にあり、足部は遠位にあったことがわかっている。

もし腰かけていて後ろにひっくり返って四メートルの高さを落下したとすれば、頭を下にして落下し、壁に背を向けて墜落するはずである。そして、前節のフィリピンの事件で説明したように、足は壁側、頭は外側に向き仰臥位の姿勢の着地という状況になるだろう。

死体所見がそのようになっていれば、過失による転落事故の可能性が大きい。その際、後頭部を強打して、頭皮の挫裂創、頭蓋骨紛砕骨折、脳挫傷などが見られ、多量の出血を伴って即死状態になるのが一般的である。

ところが本件の被害者に頭部損傷は見られない。それどころか発見時の姿勢も、仰向けではなくうつ伏せで、頭部のほうが壁の近位にあるから、まったく逆の状態になっている。したがって本件を過失事故とする合理的な説明を行うことはできない。

では、誰かに押されて転落したと仮定するならば、どういう死体所見になるだろうか。

第三者によって押されて加速がついて後方へ転落したと考えると、体位は加速の分、二七〇度くらい回転しながら、うつ伏せ状態で地面に落下することになる。その際、頭部が壁の近位に、足部が遠位という状況になる。

被害者は、顔面を強打し、顔面骨骨折、頭蓋骨骨折を生じ、顔は変形、出血多量を伴う。さらには胸部打撲によって前胸部で多発性肋骨骨折があり、肋骨の骨折端が肺に突き刺さり、肺損傷を生じ、血気胸などを形成する。このようなケースの場合、心臓破裂を生じることもある。ただ、顔面を手でかばっていれば、頭蓋骨骨折や顔面骨骨折が形成されないこともある。

この状況であると仮定すれば、被害者の死体所見と合致することになる。

左大腿部骨折が所見にあったが、着地のときに左大腿部が先についた後、右足がその大腿骨にぶつかり折れたのだろうと推測した。地面に着地したときに骨折するのは、たいていは頭とか膝で、大腿部は骨折しない。

私は意見書に「まとめ」としてこう記した。

「被害者が、遊歩道上で、縁石に背を外側に向けて腰かけていた際、斜め右前方から第三者（加害者）により、加速度をもって突き飛ばされ左後方へ転倒、転落した。四メートル下に回転しながら、頭部が壁の近位、足部が遠位になって、左側面を下にしたうつ伏せ状態で着地した。その姿勢は、発見時の状況と一致し、被害者の損傷をすべて合理的に説明することができる。したがって本件は過失事故ではなく、第三者が介入した転落事件と考えるべきである」

この鑑定をもとに民事裁判が争われ、傷害保険金の支払いは必要ないとの判決がくだった。訴えられた保険会社の勝訴で終わったのだ。

裁判後に保険会社の担当者に聞いたところによると、この保険金の受取人になっていた人物、つまりこの裁判の原告は、被害者男性の親戚でもなく、ただの知人だったという。被害者の男性は、高齢で、しかもアルコール依存症で、長年連れ添っていた奥さんからも三下り半を突きつけられた。奥さんは離婚した後、モンゴル人と再婚し、海の向こうへ渡った。そこへ保険金受取人であった原告側の男性が、奥さんに会わせてやると被害者の男性を言葉巧みにモンゴルに連れ出し、そこでこの事件に遭遇したのだという。そんな外的状況から見ても極めて怪しいことが推測できる。

しかし、この件もまた民事裁判であって刑事事件にはなっていない。

私が鑑定した意見書によって、民事裁判では、第三者が介入した転落事故ということで保険会社が勝訴したにもかかわらず、第三者、つまりこの事件の加害者はいったい誰なのか、誰が被害者の男性を転落させたのかについては、モンゴルでの事件はモンゴルの法律により裁かれるため、日本では争われないまま民事裁判として決着を見た格好になった。

「死体は半分しか語っていない」残念極まりない話である。

＊

最後の事件は、インドネシアで起きた。

これも前の二つの事件と同様に保険会社からの依頼だった。

とあるマンションで日本人男性が死んでいた。

遺族は、第三者によって殺害されたものだからと、他殺として保険会社に傷害保険金の支払い請求を行ったが、保険会社が支払いを拒否したために裁判になったという。

事件のあらましは以下のようなものだった。

朝、妻が起きると、今回の被害者である夫が、パジャマ姿のまま後頭部を壁に寄りかからせ、膝を若干折り曲げて座った姿勢でいるのを発見した。

声をかけたが、返事がない。体を触ると冷たいので、あわてて同居人の男性を呼んだ。

男性も声をかけたが、やはり反応がないため、救急車を呼んだ。救急隊員が調べると、すでに死亡していたが、近くの病院へ運んだ。

病院は、運ばれてきた時点で、男性の死亡を確認、死因解明のために解剖が行われた。

その後、第一発見者である妻と同居人は警察から事情聴取を受けた。

ここで遺族である妻側と保険会社側の争点は何か、具体的に確認しておきたい。

頸部に索状痕と思われる痕があって、それが首吊り自殺の痕なのか、それとも第三者に絞殺された痕なのかが争われていた。
保険会社が持ってきた資料には、以下のものがあった。
1・インドネシアの警察が作成した捜査報告書の訳文
2・インドネシアの病院が作成した死亡者の解剖所見の訳文
3・死亡診断書の英文
4・遺体写真五枚
5・現場写真四枚
6・ベルトおよび紐の写真
7・インドネシアの警察が作成した意見報告書の訳文
8・妻が保険会社の調査員に事実関係を説明した供述調書
9・同居人が保険会社の調査員に事実関係を説明した供述調書
10・これまでの裁判記録
そのほかまだあるが、参考までに記した。
私はこれらの資料をもとにして再鑑定を行った。
「先生、この状況で亡くなった男性の死因は結局、何と判断すればいいのでしょうか？」

依頼主である保険会社の担当者はそういったが、

「先生、われわれは他殺ではなく自殺だと考えていますが、法医学的に見ていかがでしょうか？」

これが本音だろう。

「わかりました。検討してみますので、しばらくお時間をいただけますか」

「ありがとうございます。何卒よろしくお願いします」

保険会社の担当者はそういって私の自宅を後にした。

私は、早速、検討にかかった。

インドネシアの病院による死体解剖の結果は、以下のように記されてあった。

「死因は、首に巻きついた鈍器の圧力によるものである。それにより、甲状軟骨左右の角を骨折し、骨折した甲状軟骨の角付近の出血などが呼吸器官を閉塞させ、結果として窒息死を招いた」

ここには、自殺か他殺かあるいは災害事故かの区別がされていない。ちなみにインドネシアでは事故死と報道されている。

倒れていた現場写真を見ると、二段ベッドの階段の二段目あたりにベルトをかけて、お尻が床についた状態で首を吊った姿が推測された。

発見者は、首を吊った様子は見当たらないというが、本人のベルトが発見され、そのベルトの太さと、首に残った痕跡の幅が一致しているのを警察が確認していた。しかし、発見されたときは首を吊った状態ではなくベルトも近くになかった。

顔面がうっ血して、窒息のような状態、しかも、手足には打撲傷があり、血を流すような傷も形成されている。

解剖所見を読むと、左のような記述がある。

1・顔面のうっ血
2・左眼瞼点状出血
3・両肺胸膜下点状出血
4・頸部の策条痕（防御創なし）
5・甲状軟骨両上角骨折
6・後頭部打撲・裂創（痙攣期のもの）
7・右足側面表皮剥脱（痙攣期のもの）

これは定型的な縊死ではなく非定型的縊死の所見である。

縊死には、定型的縊死と、非定型的縊死がある。

定型的縊死というのは、体重が首にかけた紐に一〇〇パーセントかかって窒息をするものである。いわゆる死刑執行の首吊りがこれにあたる。この場合、一瞬にして動静脈が閉まるので、顔にうっ血が来ない。

一方、非定型的縊死というのは、たとえば足が少し床についた状態、あるいは座位の場合、お尻が少し浮いた状態で首を吊るように、全体重が紐にかかっていないものをいう。この場合は、体の表面を通っている静脈は閉まるが、体の奥を通っている動脈は締まりにくいので、首が徐々に締まっていく状態になって、顔にうっ血が来る。本死体の場合、顔が赤くうっ血しているし、2から5の所見も見られるので、非定型的縊死と考えていい。

6と7はどういうことか。窒息の第二期に入ると、脳の酸欠状態から痙攣発作を起こす。そのときに手足が壁や床にぶつかり、まだ生きているので、皮下出血や打撲傷ができる。そういう所見が、この死体に見られることがわかる。

一見すると、争って誰かに殺された証拠のように見えるが、窒息の第二期に見られる所見と考えておかしくない。

では、首に残った索条痕は、第三者がベルトで絞めた痕という可能性はないのか。

それはない。なぜ、ないといい切れるか。

なぜなら、被害者の首についた索条痕が斜めについているからだ。

もし他人が殺した場合、私がこれまで検死してきた結果からしても、斜めにつくことはない。他人が絞めた場合は、ネクタイを締めるように索条痕は水平に頸部を一周する。

誰かが首を絞めて殺されるところを想像してほしい。加害者は、そっと後ろから忍び寄ってベルトを首の前に回し、ぐっと真後ろに引くはずだ。斜め上に引き上げるように殺すことはない。

それにもう一つ大事なことをこの死体は語っている。

もし背後から首を絞められた場合、それを防ごうとして防御創ができるのだが、今回の死体所見には、それが見られないのだ。

要するに、紐の痕が耳の後ろから斜め上方に残っているが、それはドアノブのような高さのところに紐をかけて首吊り自殺するときにつく形と判断できる。

ドアノブのような低いところで首吊りをしても、お尻が少しでも床から離れていれば、非定型的縊死となって死亡することになる。

以上のことから私は、自殺の可能性が高いという鑑定をした。

*

海外から持ち帰られた三つの再鑑定について紹介した。

冒頭にも述べたように、日本人が海外に出かける機会が多くなり、昔よりも格段に海外の死亡事案について再鑑定の依頼が増えている。

日本の警察では、事件が起きたら厳しい捜査が行われ、その後の検死や解剖でもチェックされる。しかし海外の一部ではまだそこまで厳しく捜査が行われていないのが現状のようである。特に辺境の地だと、捜査がはっきりせず、居合わせた家族なり、関係者のいう通りに処理されてしまう。そこが問題なのだ。

日本国内では、捜査は厳しいのですぐにばれてしまうから海外で行い、保険金詐欺をしようという、いわば法や捜査の盲点を突いた事件が増えてきている。

海外での死亡事案は、今後ますます警戒監視しなければいけない問題だと思う。

* Ⅲ *

7 小さな溢血点

ある老人ホームで、入居していた老人が立て続けに亡くなった。

転落死だが、連続殺人事件の可能性も噂されているという。老人たちは寝たきりで、転落したとされるベランダを自力では乗り越えられないのではないかという疑問から、疑惑が浮上したようだ。ホーム内では介護士による日常的に虐待が繰り返されていたとされるが、真相解明にはいたっていない。

少し前には八〇代の認知症の母親を五〇代の息子が殺害するという痛ましい事件が起きている。

息子は両親と三人暮らしをしていたが、父親が亡くなると母親に認知症の症状が出はじめ、一人で介護を行うようになった。母親は病気のためか昼夜が逆転したような生活を送るようになっていた。

昼は契約社員として工場で働き、夜は介護をしていたが、物理的に両立が難しくなり、いったん休職してデイケアを利用するなどしていた。しかし母親の症状は日に日に悪化し、やがて徘徊しているところを警察に保護されるようになった。

介護の負担はいっこうに解消されず、息子はやむなく退職。それから三度にわたって、生活保護を申請したが「頑張って働いてください」といわれるだけで具体的なアドバイスもなく、受理されることはなかった。

介護をしながらというハンディがあるため、新しい仕事を見つけられないうちに、最後の頼みの綱である失業給付金の支給も打ち切られた。

もともと貯金はなく、カードローンも限度額まで借りていて、デイケア費はおろかアパート代や光熱費の支払いにも困窮するほど逼迫した生活だった。

「もうお金ないんやで。生きられるのも今月末までや」

息子が思いつめたように切り出すと、母親は「そうか、あかんか」とだけ答えた。

「生きたいか」と息子が聞くと、母親は遠くを見ながら、「生きたいな。二人で生きたい。お前と一緒に」と返事をした。

だが、現実はどうすることもできなかった。

「お母ちゃんのため、最後に親孝行をしたい」

息子は心中ひそかにそう決意した。

家賃締切日である月末にアパートをきれいに掃除して、残金のすべてである七千円を持って家を出た。車椅子の母親を連れて、京都市内を観光したのだ。

「お母ちゃんに連れられて、ここに来たときは楽しかったなあ」

「そうやなあ」

車椅子を押しながら二人の思い出の場所をまわり、そんな親子の会話をした。最後の夜はコンビニのパンを買って二人で食べたという。夜中、歩きまわって死に場所に選んだのは、男性が幼い頃、母親によく連れてきてもらった川沿いの遊歩道だった。

すでに日付が変わり、朝になっていた。

「もう生きられへん。お金、ないやろ。ここで終わりやで」

霜が降りている寒い朝、息子がそういうと母が答えた。

「そうか。あかんか。お前と一緒やで」

「すまんな」

息子が涙を流して謝ると、母は息子を自分のところへ呼んでいった。

「お前はわしの子や、わしがやったる」

その言葉を聞いて息子は自分がきちんとやらないといけないと決意、母の首を絞め、自分も包丁で首を切って自殺を図ったが、息子のほうは一命を取りとめた。

裁判では、必死に母親の介護をし、それでも職を失い、お金に困窮し、精神的に追い詰められていく被告人の気持ちが語られた。

「私の手は、母を殺めるための手だったのか」

「私が食事の支度をしていると、母は赤ちゃんのようにハイハイをしながらやって来る。私が抱いてあげると母は笑う。私は母のことが大好きでした」

裁判の中で、息子は後悔および懺悔の気持ちを語った。ときに裁判官でさえ涙を浮かべるほどだったという。

「介護に疲れることはあったが、嫌になることはなかった。むしろ楽しかった。母の大切な命を奪ってしまったが、もう一度、母の子で生まれたい」

そう語る被告に、殺人（承諾殺人）では異例の執行猶予つきの判決がくだされた。

「本件で裁かれるのは被告人だけではない。介護保険や生活保護行政の在り方も問われている。こうして事件に発展した以上は、どう対応すべきだったかを行政の関係者は考え直す余地がある」

いずれにも共通しているのは社会的弱者を巻きこんだ悲しい事件ということだった。

＊

ある日、亡くなった男性の両親と妹が、弁護士と一緒にやって来たが、口火を切った父親は憤懣やるかたないといった感じだった。

息子さんは精神の変調をきたし、しばらく前から精神科病院に入院していた。看護師などの話によると、息子さんが病院で暴れたので、鎮静剤を注射し、ベルトで拘束し、ベッドに固定した。夜に看護師が巡回したところ、反応もなくぐったりしている。あわてて当直医を呼び、ベルトを解除し、蘇生術を施したが間に合わなかった。当直医の判断で主治医が呼ばれ、死亡が確認された。

家族が駆けつけたのは、その後だった。つまり家族は死に目に会えなかった。病院からは心臓発作のようなものだといわれるだけで、なぜ亡くなったのか、はっきりとした説明がない。

家族は、「普段、元気だった息子が、急に死ぬはずはない。顔がどす黒くなっているので、取り押さえられて暴力を振るわれたのか、鎮静剤注射を打たれたショックで死んだのではないか」と不審に思い、不満を訴えたが、病院は病気による発作だと繰り返し説明するだけだった。

病院の冷たい対応に不信感を覚えた家族は警察に相談した。

結局、医療事故の疑いで、息子さんの遺体は司法解剖されることになった。担当の看護師や病院側は事情聴取され、カルテは押収された。精神科病院は概して一般社会とは隔離された閉鎖的環境にあるので院内の様子は部外者にはわかりにくい。

法医学教室で大学教授が執刀し司法解剖が行われた。

それから半年後、鑑定書ができあがった。家族に説明したいという連絡が入ったので、両親と妹が出向くと、解剖を担当した教授はこう語った。

「ご家族のみなさんが心配されていた暴力の痕跡はありませんでした。鎮静剤は体外に排泄され、血液中にはないので、死因にはならない。これは以前から持病であった心臓病が悪化したための急性心不全です」

両親は病院の冷たい対応に加え、異常を発見してから死亡にいたるまでの説明があやふやで不審が募り、真相を究明したいと弁護士に相談し、民事訴訟を起こすことになった。

裁判になれば、教授が作成した死体鑑定書は法廷に出され、家族側も入手できる。その鑑定が正しいのか否かの判断が主体になり、おかしい場合には反論ができる。医療事故に詳しい弁護団が対応することになった。

妹さんが、私の著書である『死体は語る』を読んで、この人ならばと再鑑定人に選び、弁護団と一緒に私のところへやって来た。ありがたいことではあるが、繰り返し述べてきたように、頼まれたからといって即引き受け、依頼人の思惑通りの鑑定をするわけではない。事件のあらましを聞き、持参された参考資料、特に解剖医の鑑定書を読ませていただいてから、引き受けるか否かの返答をする。

鑑定書を読んでみると、頸部には生前に形成された紐状の圧迫痕がかすかに認められるとある。しかも顔のうっ血が強く、溢血点が多発し、さらに眼瞼や口唇粘膜に米粒大、粟粒大の溢血点が多数ある。心臓や肺、食道、気管粘膜などにも粟粒大の溢血点が多数出現し、頭蓋底のうっ血が高度と記入されている。

これは窒息死の所見に間違いないと思いながら、鑑定書を読んでいくと、意外にも頸部の圧迫痕は軽微であり、首を絞められたような窒息死ではないと書かれてある。

顔面はうっ血が強く、眼瞼結膜、口唇粘膜に溢血点が多数あり、心臓や肺、さらに食道や気管粘膜にも溢血点があり、頭蓋底錐体部にもうっ血があるが、これらすべては急病死の所見であるから、死因は急性心不全であるというのだ。

おかしな判断でとても納得できるものではない。

そもそも、そのような所見をなぜ急性心不全と診断するのだろう。

考えてみれば、大学では殺人事件のような司法解剖しかやっていない。監察医と違い、病死をはじめ自殺、他殺、災害事故などの検死、解剖（行政検死、行政解剖）は扱わないから病的発作によって出現する溢血点を観察する機会が少ないからだろうと推測した。

本件に見られる溢血点は、いろいろな部位にたくさん出現し、しかも大きさが粟粒大と大きい。法医学の教科書には、溢血点は窒息死に好発するが、急病死の場合にも出現すると記載されている。

解剖医はこれを引用して、急性心不全の病死と診断したに違いない。

しかし、溢血点の大きさが違うのである。教科書には大きさの違いについての記載はない。おそらくそのために、このような判断がなされたのだろう。

ここで問題にしている溢血点について説明を加えると、溢血点は血管壁の破損はなく、「溢血」という字からもわかるように、血流の渋滞などで血管壁から血液成分が漏出したものである。点状出血などとも表現されるが、溢血点というのが正しい。出血というのは血管壁が破損して、血管外に血液が流出した場合をいうので、溢血点とはメカニズムが違い、区別しているのである。針の先で突いたほどのきわめて小さい赤い点が溢血点である。

＊

話は変わるが、私は昭和の時代、三〇年間、都内の監察医として変死体（元気な人の突然死をはじめ、自殺、他殺、災害事故など）の現場に出向き、検死をし、死因がわからなければ解剖（行政解剖）をして死因を究明してきた。その経験から、溢血点が窒息死によるものか、病的発作によるものかの区別がつくのである。

心臓発作で出現する溢血点は、心臓の激痛で苦悶し、息が詰まって自発呼吸ができず、顔面がうっ血し、どす黒くなって急死する、つまり呼吸困難から血液の渋滞を生じて形成されるものなので、形状は蚤刺大と小さいのが一般的である。

つまり病的発作の場合は、心拍動や呼吸が止まって、血流が渋滞して生ずる溢血点なので、形状は蚤刺大と小さく出現数も少ない。

ところが首を紐で絞められるような窒息死の場合、体表面に近い頸静脈（心臓に血液が戻る血管）は紐の圧迫により血流は止まるが、深部を通り頸深部を流れる頸動脈（心臓から血液が出ていく血管）は表面から深すぎて圧迫を受けにくく、紐から上部の顔には、多量の血液が渋滞して、強いうっ血、溢血点が出現する。血管（頸静脈）が紐によって物理的に圧迫され、血流が阻止されて、溢血点が出現するので、形状は大きく粟粒大となり、数も多くなる。

このように、同じ溢血点でもメカニズムが違うから、出現する形状も違ってくる。溢血点の形状の違いを見抜けるようになるには、数多くの検死、解剖を体験しなければならない。なぜならば、この現象をそこまで分析し解読した教科書や文献がないからである。しかし、難しい事例ではない。川の流れをせき止めれば、上流に水が充満するのと同じで、うっ血や溢血点が出現するのは当然の現象なのである。

それらのことを踏まえ、総合的に考察して、本件は頸部圧迫による窒息死の可能性が高いと判断したのである。

＊

「先生、どうも分が悪くていけません」

意見書を提出してしばらくして弁護士が私の自宅を訪ねて来た。

「といいますと」

「先生から意見をいただいた溢血点の件ですが、どうも裁判官の心証がよくないみたいなんです」

裁判官は、教科書や文献に記載されない現象については、個人的な見解で、一般的ではないとして受け入れられないと判断しているようだった。

弁護団に、私の見解をほかの法医学者に尋ねてみてほしいと伝えたが、その後、数人の大学教授から返ってきた答えは、私の見解に否定的であるということだった。

診断は、溢血点の有無で判断するので、その大きさや数の違いは問題にならない。したがってこのケースは、解剖を行った大学教授のいう通り急性心不全でよいという意見だったという。

私は、法医学者たちが溢血点出現のメカニズムを知らない現状に愕然としながらも、「何か私にお役に立てることがあれば、何でもいってください」と答えておいた。

＊

「先生、出廷して証人に立っていただけないでしょうか」

弁護士から連絡があったのは、それからほどなくしてからだった。直接、証人として説明してもらったほうがいいと判断したようだった。

「ええ、もちろん」

私は弁護士の熱意にほだされ、なんとかしたいと思っていた。事実を事実でないとする鑑定がまかり通ることはおかしい。死体が語っていることに真摯に耳を傾けないのは間違っているから、一にも二にもお引き受けして、死体所見、および解剖結果による心臓死と窒息死の違いについて、専門家でない裁判官にも理解できるようにわかりやすく説明したいという思いを強く持っていた。

出廷したのは、吹き抜ける風がすっかり冷たくなったある冬の日だった。

証人台に立った私は、宣誓文を読み上げた。

「良心に従って真実を述べ、
何事も隠さず、
偽りを述べないことを
誓います。

氏名　上野正彦」

それから弁護士が私の傍らにやって来て証人尋問がはじまった。

一般的な私の略歴から質問は開始された。

——職業が医師ということでしたけれども、臨床をやっておられるのですか？

「いえ、臨床の経験はありません」

——どのような部門を主に？

「法医学が専門でございます」

――大学卒業後はどちらに？

「東京都の監察医務院に勤務しました」

――そこでちょっと監察医についてお伺いしたいのですが、監察医とはどういう制度になるんでしょうか？

「死体解剖保存法第八条に基づく、いわゆる変死体を検死したり解剖したりして、死因を解明する仕事で、つまり死因不明の死体の解明です」

――その監察医というのは、どこの都道府県にも置かれているものなんでしょうか？

「いえ、日本では、東京、横浜、名古屋、大阪、神戸の五大都市です」

――先ほど死因が不明ということをいわれましたが、死因が不明、ないしは変死体というのはどういう意味になりますか？

「普通、病死と変死という二つの死に方に分けられます。病死は、医師が診療している患者さんの内因死、内因死というのは患者さんが抱えている病気のことですね、それが原因の死に方のことです。その際は、主治医が死亡診断書を書いていいんですが、それ以外の死についてはすべて変死扱いになります」

――では、東京の場合、たとえば餅を喉に詰まらせて死亡したというような場合は、いわゆる変死になるわけですね？

「ええ、そうなります。外因死、つまり体外の原因による死亡です」

――たとえば脳溢血で倒れて階段から落ちて死亡したような場合には、病気が原因のようにも思われますが、その場合はどうですか？

「病的発作で落ちたのか、突き落とされたのかの区別も必要なので、変死体になりますね。おそらく検死をしただけでは死因がわからないと思いますので、この場合、監察医の判断で行政解剖をすることになります」

――刑事訴訟法では司法解剖という言葉が出てきますが、それとはどう違うのでしょうか？

「死因がわからない場合、監察医の判断で解剖をすることがありますが、それが行政解剖で、犯罪性が疑われているような場合、検事さんの指導下で行うのが司法解剖になります」

――証人自身は司法解剖をされたことは？

「たくさんあります」

私の仕事に関する質問から入った。それはやがて大学教授である法医学者と私のような監察医の仕事のやり方の違いについての質問へとおよんでいった。

監察医が現場を見て検死解剖する種類も数も、法医学者である大学教授よりも圧倒的に多いことをその場で確認することになった。それを踏まえた上で、法医学者である大学教授が最初にくだした「病死」という鑑定と、その後に監察医である私がくだした「窒息死」という再鑑定の、その差についての質問に進んでいった。

大学教授が解剖した死体所見から作成された鑑定書について、私が再鑑定を行ったことを確認した上で質問がなされた。

——うっ血とか溢血点というような言葉が多く述べられていますが、まずうっ血というものはどういうものでしょうか?

「血液の循環が悪くなったために、流れが澱んで、毛細血管などに血液が渋滞した状態をうっ血といいます」

——溢血点というのは、どういうものですか?

「血液渋滞が強度になってきて、毛細血管から血液が外に、つまり血管外に漏れ出して、点状出血のようになることです。赤血球が赤く見えるわけです」

――血液が渋滞するとおっしゃいましたが、どのような場合に、どのようにして起きるものなのですか？

「一般的には、急死して心臓が止まる直前にうっ血が生じます。それから絞殺のように首を絞められたときにはさらに強いうっ血を生じますね」

――「高度のうっ血に加え、多所多数の溢血点の出現は、単なる病的発作ではなく、さらに強い変化があったと考える。これらの溢血点が軽度であるならばともかく、かなり高度なので、これを病死として考えるわけにはいかない」と書かれていますが、もう少し詳しく説明していただけますか？

「たとえば、首を絞められても、心臓に異常がなければ心臓は動き続けます。しかし首を絞められて呼吸ができないと、肺循環に渋滞が起きます。そうなると、肺循環系のうっ血が強度になり、うっ血や溢血点が非常に顕著に出てきます。ですから、病気による心臓発作の場合よりも、よりはっきりとうっ血および溢血点が見られるわけです」

法医学の教科書には、窒息死や急病死に溢血点は出現するとの記載だけで、大きさについては触れてない。しかし私はすでに述べたように、多くの体験事例から、溢血点の大きさには差があり、それには死因を識別できるほどの意味があることを知っていた。

頸部を圧迫し、物理的に血流阻止をきたす場合に出現する溢血点は大きいが、病的発作の呼吸困難から血流障害を生じて起きる溢血点は小さい。

当然の現象である。しかし従来の教科書や文献に、そこまでの記載や報告はないので、上野の意見は個人的見解で、承服しがたいと否定されるかもしれない。この理屈を裁判官や一般の人にわかってもらわなければ裁判に負け、真相は闇に葬られてしまうことになる。

私は単に裁判に勝ちたいのではない。一人の大切な人権が知識不足ゆえの理不尽さによって無視されることを恐れるのである。弁護士さんも私と同じ考えで、この事件の真相究明に執念を燃やしていた。

――では、特に心臓発作による死ではなく、窒息死であると思われるところがあればご指摘いただきたいのですが？

「全体に、うっ血、溢血点が高度になっている点ですね。それから呼吸器系だけでなく、上下の唇、口の粘膜の中、あるいは食道の内膜にまで、うっ血および溢血点が出ていますので、それらの所見は心臓発作では説明がつかないと思います」

実際に、私が証人として出廷したことの効果はあったようだった。それ以後明らかに潮目が代わり、さらに弁護士がある証人に行きあたることになったのだ。

今回の弁護士さんはことのほか熱心だった。しかし、この裁判は一方的に病院側の説明が優先されていたので、家族も分が悪いと感じていたようだった。残念ながら今まで私の意見の支持者もいないのである。しかし証人として法廷に立ったことで私なりに手ごたえは感じていた。私の証人尋問に続いて、さらに、あとひと押ししてくれる証人が出てくれればというときに弁護士から電話があった。

＊

「先生、実は新しい証人が見つかりました。病院で男性が亡くなられたとき、最初に処置をしていた当直のアルバイト医師の所在がわかり、その医師が証言をしてくれるというのです」

「そうですか。それはよかったですね」

何とかならないかと弁護士があちこちの精神科病院を粘り強く聞き込みまわっているうちに、ある病院で、このとき当直だった医師を知っているので紹介しましょうといわれ、後日、本人に会うことができたという。

「来月、証人に呼びます。また連絡させていただきます」

そういって電話が切れた。

＊

それから半年後、また弁護士から連絡があった。

「先生、ありがとうございました。当直の医師が、当日の様子をありのまま供述をしてくれました。先生の窒息死という所見が全面的に裏付けられました」

当直医は、看護師に呼ばれ、病室に駆けつけた。そこには数時間前に注射して眠らせた患者がいたが、驚いたことに固定した両下肢はベッドからはずれ、下半身はベッドから落ち、胸の固定ベルトに首がかかり、首吊り状態になっていたという。

急いで降ろし、人工呼吸、強心剤注射など救命処置を行ったが、間に合わなかった。

死因は首吊り状態の窒息であるというのである。

病院側は過失責任を問われるのを恐れて、隠蔽工作をしていたのである。

この事件は、粟粒大の溢血点が真相を解明してくれたのである。

判決資料を読むと、裁判長は、「死因は、うっ血および溢血点が高度である点から、病死ではなく窒息死である」との判断をくだしていた。

普通は鑑定書を提出するだけで終わらせるのだが、このケースは、証人に立って直接説明したことによる成果だったし、弁護士が何度も駆けずり回り、アルバイトの宿直医を探し出し、証人に立たせたことによる成果でもあった。

ふりかえれば面白いことに、この小さい溢血点が大きい事件のすべてを解明したことになったのである。

両親と妹さんはよほどうれしかったのだろう、涙を流しながら何度もお礼を述べられていた。

それから毎年、盆と暮れには付け届けがある。

あるとき、「もうお父様の気持ちは十分にわかりましたので、今後はお気を遣われませんように」と礼状にそんな文面をしたためたが、それでも止まることはなく、一〇年以上、それは続いた。

二年前の暮れのことだった。いつものような付け届けがなかった。代わりに、父親の死を知らせる妹さんからの喪中はがきが届いた。

事件から二〇年の年月が経った。

すべてが遠い記憶になりつつある。

社会的弱者でも住みやすい世の中になってほしいと願っている。

8 溺れたのか殺されたのか

今、私はある民事訴訟の裁判記録を読み終えたところだ。

訴えたのは、ある小さな建設関係の会社で、訴えられたのはある保険会社である。

建設会社は、保険会社に対し、かけていた一億円の傷害保険金を支払えという。

保険会社は、規約に反したので、支払うわけにはいかないということで争いになった。

訴えられた保険会社側は、保険金を支払うわけにはいかないという理由を述べている。

一方、訴えた側は、こういう理由なのだから支払うべきだと自分たちの主張を展開している。

「原告の主張」と「被告の主張」がそれぞれ記録されてある。

これを読むと、お互いの主張が真っ向から対立していることがよくわかる。

裁判なのだから対立するのは当然ではないかと思われるかもしれないが、これを裁く裁判長の立場になって読んでみると、また違った視点に立つことができる。

＊

後に詳しく触れるが、本件のあらましはこうだ。

知人同士が二人で夜釣りに行った。

二人のうちの一人の男性が自動販売機にジュースを買いに行っている間に、もう一人の男性が誤って海に転落し、溺れて死亡した。

この溺れて死亡した男性が、今回訴えた建設会社の社員で、彼には建設会社を受取人とした一億円の傷害保険がかけられていた。

支払うべき保険会社が支払いを拒否したため、民事裁判となった。

たとえばこの記録に書かれた中で、双方の言い分の違いを一つ抜き出してみる。

夜釣りで溺れたことに関する被告側の主張である。

「本人には釣りの趣味がなかった」

その証拠として自宅に釣り道具はなく、同居している両親に釣りの話をしたことは一度もなかったと主張している。

一方、原告側の主張である。

「本人は釣りを趣味としていた」

その証拠として今回、夜釣りに行った男性とかつて一緒に釣りに行ったこともあったと主張している。

若干、被告側の主張のほうにリアリティがあるが、それにしても普通、こうも正反対になるだろうか。

たとえば私の経験に則していえば、子どもの頃、漁師町で生活をしていたから、東京で生活をするようになってからも息子を連れて釣りに行ったりしていたので、まったく経験がないわけではないが、釣りが趣味というほどではない。

もし私が死亡した男性の立場になったら、いったい原告側と被告側とは、どう主張し合うのだろうか。

そして事件の動機として、会社の経営状況に関する主張に対してもことごとく双方の言い分が食い違っている。

被告側はこう主張する。

「本人には会社の社長たちに対し数千万を超える借金があり、それを返済させるために建設会社で働かせていた。また会社側も多額の負債を抱えるなど経営は苦しく、社員であった本人に保険金をかけ殺害する動機があった」

一方、原告側はこう反論する。

「会社側は、本件事故当時、株取引などで利益を得ていた。本人にも賃金をすべて支払った上に、別途、営業活動費などの名目で一〇〜二〇万円を支払っていた。よって会社側には、生命や身体を犠牲にさせ、債権を不当に回収する目的がなかったのは明らかである」

まさに関西弁でいえば「いったいどっちやねん」の世界である。

いずれにしても、当の本人を差し置いて、まわりがああでもないこうでもないといっているのだ。

週刊誌の取材で、ある人が事件を起こしたときに、「あんな残忍な事件を起こすような人には見えませんでした」と答える人と、「なんか怪しい感じで、事件のことを聞いて、やっぱりと思いました」とまったく正反対の答えをする人がいるようなものである。

逆にいえば、このような案件ほど「死体は語る」ものはない、と私はこの資料を読み終えて、あらためて思った。

同じことでも、まわりの捉え方によって大きく異なってくる。

同じ人でも、陽気な人から見ればおとなしい人に見えるし、生真面目な人から見れば騒がしい人と印象が異なる。

しかし「死体」は決してぶれないし、一つの真実だけを語ってくれるのだ。

＊

保険会社から電話があり、相談したいことがあるという。

保険会社の場合、個人と違って、事が起きてから会社の中の専門係員が詳しい調査を行って、これはおかしい、裁判で争うしかないと判断したときのみ、証拠の一つとして鑑定を依頼してくるので、電話ではいつ会うかの約束だけをする。

今回も、保険会社の人が弁護士と一緒に、資料を持って私の家へとやって来た。

冒頭で述べた事件の詳細は以下のようなものだった。

ある男性が、知人の男性と一緒に夜釣りに行った。知人がのどが渇いたからジュースを買ってくると近くの自動販売機に出かけた。

一五分くらいで現場に戻って来たら、男性は水深二、三〇センチの岩場でうつ伏せになって死んでいた。

二人きりで目撃者もいない。

事件性の有無も含め、警察は大学の法医学教室に依頼して司法解剖を行うことにした。

結論は「溺死」となった。

真っ暗闇の岩場を移動中に足を滑らせて前のめりに転んで頭を打ち、意識不明になったために溺れて死んでしまった。

雨も降っていたし、争った形跡もない。

現場検証や証言をもとに、警察は「事故死」という判断をくだし、処理された。

亡くなった男性は、建設会社の社員で、会社は彼に一億円の傷害保険を二社にかけていた。両方とも一年の間に事故で死んだ場合は、一億円を支払うという契約だった。旅行中に不慮の事故に遭ったら一億円払うという旅行保険と同じようなもので、高度の危険な仕事や危険な職場などで働く人に適用されているものだ。

会社側は、男性が死亡した一週間後に保険会社に支払いを請求した。二社のうち、一社は事故だからと支払ったが、今、私の家に再鑑定の相談に来た保険会社のほうは、背後関係を調べると相当な借金を背負っているなど不審な点があり、支払いを拒否している。

そもそも一年前の春に起きた事件だ。

その年の秋に提訴され、私のところへ依頼に来たのは年が明けた一月だ。

「資料もひと通り揃えてあります。ぜひ、ご参考にしていただいて、お引き受けいただけるか、後日、ご連絡をいただけますか」

資料には周辺取材を含め、詳細なものがあった。

「了解しました」

私は、そういって、その日はそこで打ち合わせを終えるところだった。

そのとき、ふと気になって保険会社の人に尋ねてみた。

「そういえば死体の写真はありますか？」

「死体の写真ですね」

そういいながら彼は、いったん私に渡した資料を手元に戻して探り、一枚の写真を目の前に提示した。

「これですね」

「ああ、どうもありがとう」

そこには溺死したとされる男性の顔写真があった。

それを見ながら私は答えていた。

「今回の件、協力できると思います」

「えっ」

私と一緒に向こう側からその死体所見を眺めていた保険会社の社員が驚いて顔を上げ、私を見つめた。

無理もない。普段は、鑑定書などを精査して、相談側の意に沿った鑑定になるかどうかを後日、返事をするスタンスで、彼も私のやり方をよく理解しているからだ。

「よろしいんですか」

その顔には、「先生、もっと詳しく調べてからでなくても大丈夫なんですか」と書いてある。

「もちろん、詳しく鑑定はさせていただきますが」

即答だったのは、死体写真をひと目見て、単なる溺死とは明らかに矛盾があることがわかったからだ。

ここまではっきりわかるのも珍しい。

まさに死体が雄弁に語っていた。

もちろんすぐにわかるからといって、いい加減な鑑定はしない。きちんと精査することに決め、保険会社の人が帰った後、私は資料の束に手をつけた。

＊

死体所見を見ると、前頭部を打ったという。

一番大きな傷は、おでこの上の鶏卵大の打撲創だった。

解剖所見も、前頭部、顔面の損傷があり、手足にも少し擦過打撲傷があるが、どう見ても意識不明になるほどの傷ではない。

一瞬意識を失ったとしても、顔面が水に浸かって苦しければ、気がついて防御できる程度の傷である。

では、男性はどのようにして亡くなったのか。

一見して男性の額や顔には多数の擦過傷がついていた。

前述したように、おでこには、鶏卵大の打撲創があって、警察は、これが致命傷だと見ているようだった。

他に誰もいない真夜中の海岸縁。岸壁が崩れて、波打ち際には岩とコンクリートブロックがある。その合間で夜釣りをしていた。この場所で、前のめりに倒れて頭を打ち、意識を失い、溺れたと鑑定書にも記載されていた。

溺れた場所は水深が二、三〇センチの浅瀬。そこに男性は、うつ伏せの状態で浮かんでいた。もしその場で転倒して一気に意識を失ったとすれば、大きな傷一つでいい。

では、額のあたりについていているたくさんの擦過傷のようなものはいったい何なのか。

左右の頬にも傷があって、いわれている状況とは明らかに合わない。

それはこういうことだと私は推測した。

第三者である何者かが、暗闇の中、男性を襲う。

後頭部を押さえつけて、彼の顔を海面につける。

当然、息ができないから苦しくなってもがく。

浅瀬だから砂利や岩がその下にはある。そこで海面から顔を出そうと、もがけばもがくほど、海の底にある砂利や岩などで顔を擦過することになる。

やがて男性は海面で、水を吸引し、窒息死して息絶える。何者かが手を離すと、男性は浅瀬に浮かんだままの状態で発見される。

死体所見を冷静に読み解けば、それがもっとも正確な判断だと推測できた。

私は詳細に検討し、以下のような意見書を書いた。

「解剖執刀医作成の鑑定によれば、損傷は顔面上半分に見られるが、極めて軽微なものである。もっとも著しい外傷は右前額部の損傷で、左上方から右下方に向かう斜めの擦過打撲傷で、鶏卵大の挫創を形成している。傷口から頭蓋骨は見えないが、解剖所見には、頭蓋骨骨折や亀裂骨折もないと記載されている。ましてや脳に病変や外傷は認められないという。しかし、この頭部強打によって意識を失い、溺れたものと推定されるとある」

私は、まずは傷が致命傷にならなかったことの根拠を示し、次に溺死について言及した。

「溺死には、水没した溺死体と浮かんだ状態の溺死体がある。溺れて気道に溺水を吸引し、肺の空気が押し出されると、浮袋の役目を果たす肺の中の空気がなくなり水没する。多量の溺水吸引がなくても死亡する場合は、浮いた状態の溺死体になる。

本件は、浮遊した状態で発見されているので、溺水吸引の少ない溺死体であることがわかる。

しかも肘部と膝蓋部に小さな皮下出血を伴う打撲傷が多数集中して見られる。その傷は、岩場で一回滑って転んで生じたという説明では矛盾が生じるものである」

私は、ほかのもろもろの所見も記述に加えると、単純な溺死ではなく、何者かに水中に後頭部を押さえつけられて、海水を吸引して殺害されたと考えれば、死体所見に合致すると説明を加えた。

しかし、こういう反論があるかもしれない。

「それらの損傷は、溺れた後、うつ伏せ状態で海面を浮遊中、波に揺られ、浅瀬の水底にある岩や砂利、砂などに体前面が擦過されて生じた損傷の場合もあるではないか」

その点については、はっきりと否定することができる。

もしそうだとしたら、それらは死後の損傷であることになる。

するとその傷には生活反応がないことになる。

しかし、死体所見に残された傷には、すべて生活反応が残っているのだ。

生活反応とは、皮下出血や化膿など、生きている身体組織にのみ発生する変化のことだ。

被害者の傷は、生前についた損傷であることは明白だった。

＊

「先生のおかげで、裁判で勝つことができました。ありがとうございました」

意見書を書いたきり連絡がなく、二年という時間が経過していた。

その間、私は、日々の雑事に追われ、いつしか鑑定そのもののことも頭からすっかり抜け落ちていた。もちろん、いわれればすぐに思い出すが、そうでなければそのままになることも多い。

私の仕事は、鑑定書を依頼人に渡すまでになる。まれに相手側からも別な法医学者の鑑定書が提出され、それに対しての意見書を提出、さらには私の意見書に対して相手側がさらなる反論を提出してと何度もやり取りが交わされて、しまいには証人として出廷することもある。

そんな場合は、数年かけて一つの事件にかかわることになるのだが、たいていは鑑定書を出して終わりになる。だいたい依頼を受けてから鑑定書を提出するまでは一カ月程度なので、極端な話、死体とは、その間の短いつきあいになる。

こちらから「あの件は、その後、どうなりましたか」と聞くこともないから、裁判に勝ったのか負けたのか、自分の鑑定はどの程度、参考になったのか、わからないままで収束してしまう。

弁護士費用と違って、鑑定料は成功報酬ではないので、なおさらその傾向が強く出るのかもしれない。あくまでも裁判の証拠の一つにすぎないからだ。

「お礼にお伺いします」

そのときは珍しくそういう電話がかかってきた。よほどうれしかったのだろうと私は推測した。

やって来た担当者と話をしていて、その流れから裁判記録も目にすることになった。

担当者がわざわざ喜んで、私の自宅にやって来たのには理由があった。

私が鑑定した判断が裁判を大きく左右し、勝訴に導く決定的な判断材料になったのだ。

実際、裁判記録を読んでいてもそのことがよくわかった。

冒頭にも述べたが、何しろ双方の意見がことごとく異なる。一方は「釣りなど趣味ではなかった」と主張しているし、一方は「釣りが趣味だった」と主張している。一方は「お金に困っていた」と主張しているし、一方は「お金に困っていなかった」と主張している。

そんな中、唯一、明確だったのは、私が指摘した「単純な溺死ではない」という点だった。

＊

私は、意見書の中で、「まとめ」としてこう綴って署名をしている。

「本件損傷の成因を法医学的に分析すると、『浅瀬でうつ伏せにされ、後頭部などを押さえつけられ、痙攣を起こしながら溺死した』と考えれば、死亡までの状況経過を矛盾なく説明することができる」

そう結論づけた上で、最後にこういう一文を私は加えた。

「今まで考えられていた自己過失による転倒、溺死でよいのか、それとも第三者介入による事件の可能性を考えるべきか、検討する必要があるだろう。以上」

ここは私が指摘したい大切な視点であるが、とりあえず先を急ぎたい。

＊

保険会社から「裁判に勝ちました」と連絡があってから間もないことである。

全国紙にこの事件のことが大きく取り上げられた。

その見出しに躍っていた文字は何か。

「事故死　民事判決で『殺人』」

＊

裁判記録などをあらためて読むと意外に複雑な事件だということがわかる。

私は事件の背景に関しては、通り一遍のことしか知らない。あくまでも死体所見から死因が何かを鑑定するのが仕事だからだ。

どういう状況で釣りをしていたかを知る必要はあっても、釣りが趣味だったかそうでなかったかは死因の鑑定にはまず必要ない。

死亡した男性が勤務していた建設会社の社長は、借金をしながらこの男性に保険金をかけていた。また男性自身もこの社長に多額の借金をしていた。

亡くなった男性が知人と夜釣りに行く直前、その知人は社長の知り合いの暴力団組員と食事をしていた。知人は組員とトラブルがあって、命令に逆らえない状況にあり、知人が事故前後に取った行動は、この暴力団関係者の指示によるものだと推認されている。

また、新聞記事によると、県警は、保険会社の指摘で再捜査を開始し、殺人事件の疑いで、社長、知人らから事情を聴いたとされるが、容疑者の逮捕にはいたっていないと書いてある。

この暴力団関係者ないし、それに近い人物が、自動販売機付近に待機していて、知人がジュースを買いに行くのを待って、溺死に見せかけ、男性を殺害。実行犯が現場から去ったのを見計らって、知人が戻り、溺死体になった男性を発見、警察に届けたというストーリーも考えられる。

しかし、ここには一つ大きな問題がある。

「今まで考えられていた自己過失による転倒、溺死でよいのか、それとも第三者介入による事件の可能性を考えるべきか、検討する必要があるだろう。以上」

と私が指摘した理由は、まさにそこにある。

なぜなら、私が鑑定したのは、刑事裁判ではなく民事裁判だという点だ。

平たくいうと、保険金を払う必要がないという鑑定をしたのであって、殺害されたのですよという鑑定をしたのではない。

もしこれが警察からの再鑑定の依頼であったなら、結論としてこう書いただろう。

「単純な溺死事故ではなく、水中投入により殺害された溺死の可能性が大である」

民事裁判で保険金支払い請求は棄却された。保険金は払わないで済んだから、私の鑑定はきちんと目的を達したといえる。

実際、依頼された保険会社の人からも大いに喜んでもらったのだから、その点ではよかったのだが、私としては手放しで喜ぶことはできない。

なぜなら私が鑑定した死体はこう訴えている。

「私は、何者かに背後から襲われ、後頭部を海面に押しつけられ、殺されたのです」

それなのにそれを直接、指摘することのできないもどかしさが残るのだ。

民事裁判の判決を受けて、事故として処理していた警察は、あわてて再捜査をしているという。しかし国家権力が、自分たちのミスを認めるために再捜査をしなければならない状況にあるのもまた事実だ。

＊

今回の虚しさの原因を、私があえてあげるのは、それがこれからの日本の法医学をよくしていく契機になるものだと信じて疑わないからだ。

「おれは殺されたんだ」

死体は必死に語っている。それを読み取るべき人が読み取っていないので、私にすればまことに歯がゆい事件というしかないし、死んだ人も浮かばれない。私が一番守りたいのは亡くなった人の人権だから、その点ではやりきれなさが残る。

はじめから事故ではなく、殺人事件とされていたならばどうだろう。警察も、これは保険金殺人だということで、あちこちに捜査員を派遣して、証拠固めをし、犯人を探す、あるいは現場検証を繰り返し綿密に行っていただろう。

もしそうなっていれば、今頃、この事件は大きく様変わりしていたはずだ。

最初の段階で、法医学者である大学教授の死体鑑定に大きな見逃しがあった。

そのために、容易に見抜けるような死体所見であるにもかかわらず、事件の真相は隠蔽され明かされなくなる事態を含んでいるのだ。

「だめだよ、これは単なる溺死なんかじゃないから、きちんと捜査し直さなきゃ」

法医学者は、検死、解剖で、事件の真相を見抜き、そうはっきりと指摘しなければならなかったのだ。この事件は、いかに検死と解剖が大切であるかをわれわれに教えてくれている。同時に、事件の正しい解明のために、法医学者が果たす役割がいかに大きいかも教えてくれているのだ。

警察が、自浄作用で自ら掘り起こして、犯人逮捕にいたってほしい。

何年か後に、「夜釣り事件の犯人逮捕」という新聞記事が出ることを期待したい。

テレビ等、マスコミが取り上げることによって警察が動くこともあるので、その点、報道の力も借りて、世間に訴えていくことも必要になるだろう。

いろいろなことがいい方向に向かう契機になればと切に願う。

9 兄の涙

妻の知人からの紹介だった。同じ地区にお住まいで、折り入って相談したいことがあるという。電話口で、事の経緯についてひと通り説明を伺った後、弁護士に相談されておられるのか聞いた。

その理由は、前述したので繰り返さないが、私のことを一緒に裁判で戦ってくれる弁護士の類いの仕事と勘違いされている人も多いからである。

たしかに場合によっては、再鑑定が最大の武器になることがある。だが、それは、あくまでも裁判のときにどちらが正しいかを判断する材料の一つにすぎない。現在の日本の裁判で勝つには、何よりも弁護士の力が必要になる。

「まずはしっかりした弁護士さんに相談してください。そこで私の鑑定が必要だという話になれば、あらためてご連絡ください」

弁護士を立てていないと、私の鑑定が十分な力を発揮できないので、たいていはこのように答えることにしている。しかし今回は、個人的にとてもお世話になった方を通しての依頼だったので、弁護士は立てていませんという返事ではあったが、無下に断るわけにはいかなかった。

「そうですか。では詳しいお話は、とりあえずお会いしたときにお伺いしましょう」

私は、そう返事をしてひとまず電話を置いた。

当日、奥さんと一緒に私の家を訪ねてこられた。

「どうぞよろしくお願いします」

その人は、深々と頭を下げられたが、第一印象でいうと、笑顔が素敵な好々爺という感じだった。

奥さんも決して出しゃばらない素朴な人のようであった。

「先生の本はほとんど拝読させていただいております」

「いや、いや、それはどうも」

夫婦そろって私の熱心な読者だとおっしゃったが、私の著書だけでなく一般的な時事にも造詣が深そうな理性的な感じを受けた。

長年にわたって仕事もきちんと成し遂げてこられたのか、風格があって、決して感情でものをいうタイプには見えなかった。

だからそのときの私は、後に印象が大きく変わる出来事に遭遇することなどいささかも想像していなかった。

「先生ならばきっと私たちの力になってくださるはずだと思っておりました」

「いやいや、恐縮です。それで、今回の話、もう少し詳しく聞かせてもらってもよろしいですか」

「ええ。よろしくお願いします」

その方は、心持ち居住まいを正された後、落ち着いたトーンでゆっくりと事件の概要について説明をはじめた。

*

長年、遠く離れて暮らす妹の話だった。

その日、朝早く、夫が仕事に出かけたが、リビングに忘れものをしていったことに気づいた彼女は、あわてて家を飛び出し、駅に向かった。幸い、夫に追いついて無事に渡すことができ、ほっとして家に戻る途中、事故に遭った。

四つ角を曲がり、少し歩いた人通りの少ない路上に倒れているところを通行人に発見されたのだ。彼女は意識不明の状態で病院に搬送された。

現場に駆けつけた警察官は、現場や彼女が倒れていた状況から見て、轢き逃げ事故と推定。直ちに辺り一帯に緊急配備を敷いた。ところがそれから数時間後のことだ。搬送された病院の医師が、路上に倒れてはいたが、交通事故ではなく、内因性のくも膜下出血の発作であると診断し、その報告を受けた警察は、緊急配備を解除した。その頃、相談者である兄は、東京から妹が搬送された病院へと向かっていた。事故後、すぐに兄のもとにも連絡があったという。

妹が暮らす田舎は、兄自身にとっても旧制中学まで暮らした故郷である。妹は地元で結婚して、そのまま住み続けることになったが、兄は東京に出てきて仕事を得たので、兄妹であっても二人が会う機会はあまりなかった。

その日、兄は七、八時間もかけて、夜遅くに妹の入院先に駆けつけることができたが、久しぶりに会った妹は意識不明の昏睡状態だった。

事の経緯について病院で説明を受けたが、説明を受けた後も本当は交通事故ではないのかという疑念を払拭することができないでいた。

昏睡状態でベッドに横たわっている妹の布団から出ている手の甲に、小さい擦過打撲傷などが見られるのだ。

交通事故かもしれないという思いは捨てきれず、念のためにと、兄は着衣をめくって妹の足首にできた皮下出血や小さな擦過打撲傷などをカメラに収めている。

一夜開けても、不信感はなくなるどころか、ますます大きくなるばかりだった。

相談者である兄は、思い余って妹が倒れていたとされる事故現場に赴き、現場写真を撮った。その時間に車の異常音を聞いたり、事故を目撃した人がいないか、近くに住む人たちに自力で尋ねてまわったが、知る人はいなかった。

兄は仕事の都合で、三日後には東京に戻らなければならなかった。妹のことが気がかりで仕方がなかったが、まさに後ろ髪を引かれる思いで東京へ戻った。

それから七日後のこと、妹は意識不明のまま死亡してしまった。訃報を受けた兄は、今度は喪服姿で妹のもとに出向くことになった。

一方、警察はその後、どうしたか。

最初の数時間は、轢き逃げ事故だと緊急配備を敷いたものの、病院の医師によって事故ではなく病気だと診断され、解除している。

しかし、現場に立ち会った警察官にも、ひょっとすると交通事故かもしれないという不安があったのだろう、病死と診断されたものの、妹の遺体は念のため司法解剖を行うことになったのだ。

解剖には司法解剖と行政解剖があるが、今回行った司法解剖は、犯罪捜査の一環としてなされるものだから、警察もこの時点ではまだ不審な点を認識していたのだろう。

司法解剖を行ったのは、地元国立大学の法医学の教授だった。

解剖終了後、教授は、右側頭部に打撲傷があり、死因は「交通事故による外傷性のくも膜下出血である」と警察に説明した。

最初に運ばれた病院でくだされた診断は、内因性のくも膜下出血。

死後に大学教授の司法解剖によってくだされた診断は、外因性のくも膜下出血。

つまり、まったく異なる診断がなされたのだ。

前者だと病死になるが、後者だと轢き逃げ事件になる。

まさに天と地、運命を左右するほど大きく異なる診断結果だった。

教授から、相談者である兄を含め、家族にも同様の説明がなされた。

「やはり轢き逃げだったか。後は、犯人逮捕を警察にまかせよう」

兄は自分の予感が的中したことに安堵しながら、轢き逃げ事件としてきっと警察が解決してくれるだろうという期待を胸に東京へ戻った。

＊

このように事件か事故かと、二転三転することは決して珍しいことではない。

和歌山市で起こったいわゆる和歌山カレー毒物事件もその類いである。

夏祭りで提供されたカレーを食べた人たちから、食べてすぐに変な味だ、ピリピリする、刺激が強く普通のカレーと違うという声が上がった。

嘔吐する人や、腹痛を訴える人も出た。地元の夏祭りだったので、ふらふらしながら歩いて帰宅する人もいたが、その場で痙攣を起こしたり、動けなくなった人もいて、現場は騒然となった。

結局、六七人が病院に収容され、うち四人が死亡するという大事件になったのである。

当初、保健所の医者は集団食中毒と診断した。そして食中毒に沿った対応がとられた。

だが、まもなくして食べてすぐ症状が出るようなものは食中毒とは考えにくいと指摘され、被害者の吐瀉物を調べている。そこで青酸化合物が検出されたので、警察は捜査本部を設置する事態になった。さらに死亡者が出たので、被害者を司法解剖すると、やはり死因は青酸化合物の中毒死と発表された。

私はテレビ局のコメンテーターとして事件が発生した三日後に現場に入った。

青酸中毒事件ということで、お祭りの広場へと案内されたが、嘔吐したと思われる付近の地面を観察しても虫などの死骸は見当たらない。長年の監察医の経験から、青酸毒が使用され嘔吐した現場では、ハエや蟻などが死んでいる場合が多いのだ。

本当に青酸中毒なのだろうかと疑ったが、警察も司法解剖した大学でも青酸中毒と判断したというので、疑う余地はないということなのだろう。

私は、どこかおかしいと不審に思いながらも、青酸中毒を前提としたコメントをし続けることになった。

ところが七日後、青酸中毒の症状とは合わないという指摘を受け、警察庁の科学捜査研究所があらためて調査を行い、毒物はヒ素化合物であると変更されることになった。

最初は、食中毒と判断されたものが、すぐに青酸中毒という診断に変わり、一週間後にはさらにヒ素化合物へと検査結果が変化することになったのだ。

警察の捜査は、その度に振り回されることになった。現地はもちろん、ころころ変わる情報によって日本中が大騒ぎになった。

混乱の原因は、青酸予備試験の判定が不慣れなために起こったものと私は考えた。

青酸予備試験は、法医学的にはシェーンバイン・パーゲンステッヘル法といわれ、白い試験紙を試薬に浸して行うものだ。

これを青酸化合物に近づけると直ちに反応し、青色に変化する。

しかし青酸がなくても、四、五分間、空中に放置したままでいると、その試験紙は徐々に青色に変色してくる。

これを知らずにテストをすると、青色に変色したから、青酸だと勘違いしてしまうのだ。おそらく本来の検査結果は陰性だったのだろうが、試験の特性を知らなかったために見方を誤った可能性がある。

予備試験が陽性の場合は、すぐに確認試験をするのが一般的で、正式発表はあくまでも確認試験をしてから行うものである。しかし、この過程を踏まずに、予備試験を終えた段階で「青酸」と公表してしまったことが混乱の元凶になった。

祭りの翌日に死亡した人を司法解剖した医師が、青酸毒物による中毒死と診断した。これも青酸予備試験を行って、すぐに変化は見られなかったが、四、五分経つと青色に変わってきたので青酸だと誤診してしまったのだろう。

青酸ガスは目に見えないが、解剖時に胃袋を開けると発生しているから、執刀医はこれを吸い、頭が痛くなってくる。だから、すぐに青酸だとわかる。胃袋は、致死量の青酸でただれて真っ赤になっている。健康な胃袋は白くて、ヒ素の場合は粘膜のただれはない。私のような監察医ならば、そのように判断することができるが、監察医制度がない地方では、青酸毒物による自殺者などの解剖経験があまりないから見誤るのも無理はない。

しかし、このように検査結果が変転すると捜査は大いに混乱をきたすことになる。それによって遺族をはじめ警察も混乱するし、有名事件の場合、日本中が大騒ぎになる。

＊

本筋に戻ると、そのような異なる結果が出たときにはどうすればいいのか。

病院の医師の診断は、内因性のくも膜下出血である。

司法解剖の結果は、外因性のくも膜下出血である。

死体を調べるのが、法医学である。その点からしても最終的には司法解剖の結果が優先されることはいうまでもないが、警察は臨床医と解剖医の判断に大きな違いがあるので、各々詳しく説明をしてもらうことにした。

臨床医は内因性、つまり、病的発作という主張を繰り返す。

解剖医は外傷性、つまり交通事故であるとの説明に変わりはなかった。

どちらも自説を主張して譲らない。

そこで警察は質問の内容を変えた。

「被害者の頭部打撲は、車に撥ねられたために生じたものか、病的発作が先行して路上に転倒して生じたものか、その区別はどうですか？」

すると解剖医はしばらく考えてから、こういった。

「交通事故といっても、車と強く衝突したような外傷はないので、病的発作を起こして路上に転倒し、頭部を打撲したと考えても矛盾はないです」

あたかも臨床医の見解に迎合するような説明をしたのである。

＊

警察は轢き逃げ事件として捜査を再開することになったものの、時間が経ち過ぎているし、事件が病死扱いになるなど経緯は混乱し、再調査をしても目撃情報もなく、現場も事件発生当時とは違っていて、新しい発見はなかった。

そもそも担当の警察官も、いったんは病死とされて、一〇日も経ってから交通事故の捜査をしろといわれても力が入らないのが現実だ。

兄はその後、どうなっているのか心配して、何度も地元警察に電話で尋ねてみたが、目下捜査中というばかりで進展はなかった。

結局、警察は、司法解剖をした大学教授も臨床医の意見に迎合したので、本件を内因性のくも膜下出血として終結させることとなった。

これを知った兄は驚いた。

解剖終了後の説明では、交通事故であるといっていたし、その後入手した鑑定書も同様の意見であった。

それなのに、今回入手した意見書には「内因性でも矛盾はない」と書かれていたからである。

兄は幾度となく大学教授に面会を求め、また手紙を出して、なぜ外因性が内因性に変わったのか、おかしいではないかと食い下がったが、専門家に対する素人の反論では、まったく勝負にならない。また警察の、前言を撤回した決定にも不満をぶちまけたが、同じように埒が明かない。

兄は自分なりに証拠を集めた。

手足の外傷は転倒しただけでは生じない。警察は事件当初、車といっていたが、バイクのようなものかもしれない。いろいろな疑問点をあげ、警察に質《ただ》したが、それもまた取りあってもらえなかった。

しびれを切らした兄は、検察審査会に判断を求めることにした。警察の決定に不満がある場合、審査会に審査を要請することができる制度を利用したのだ。

それから半年以上過ぎた頃、審査会の結論が出された。

やはり警察の判断に間違いがない、ということであった。

審査会は裁判員裁判と同じような形で開かれるが、警察が作成した書類を審査会が見るだけなので、警察の判断が覆されるようなことはあまりない。

さらに亡くなった妹の夫からもこういわれてしまった。

「義兄さん。もうこの辺で終わりにしてほしい。私はここで生活しているので、いつまでも警察に楯突いていたのでは肩身が狭くなるので」

兄は進退窮まってしまった。

兄夫婦が私のところに相談にやって来たのは、検察審査会へ申し立てをし、結論が出された直後のことだった。

一回目の訪問時に話を聞いた私は、だいたいの見立てをした。二回目の訪問は、兄お一人だった。そして、これまでの経緯をひと通り話し終えた後のことだった。

「先生、悔しいです」

兄はそう口火を切り、警察と国立大学教授への不誠実さに不満を爆発させた。

「法医学者である医師が、警察に迎合したんです。警察も病死で収めてしまえばそれで終わりになるし、今から犯人を捜すのは大変だと、そういう感じが言葉や行動の端々に出ているんですよ」

兄はそう憤った。私のほうは資料がないと具体的なことは何もできないので、気持ちはわかるが、それ以上、何も助言をすることはできなかった。

三回目の訪問では、いろいろな資料を持参された。警察の捜査状況を記したもの、大学教授の鑑定書、その後に書かれた意見書があるのを確認した。

中には、本人自身が撮られた現場の写真や妹さんの傷を撮られた写真もあって、兄の妹を思う気持ちが痛いほどわかった。

「では、これらの資料をじっくり拝見させていただいてから、ご協力できるかどうか、あらためてご連絡させていただきます」

「先生、どうぞよろしくお願いします」

兄はすがるような目で懇願しながら帰って行かれた。

＊

私は、司法解剖を行った大学教授の鑑定書と意見書を読んで、心底情けなく思った。これが同じ法医学をやっている人間が行う行為なのかとがっかりしてしまったのだ。

そもそもこの事案を司法解剖した警察の真意は、内因性か外因性かを区別することにあった。

大学教授は、解剖した結果、外因性と診断したにもかかわらず、いつの間にか「内因性でも矛盾はない」と説明を変えてしまっているのだ。

法医学者である大学教授が、まるで誰かの意見に媚びるかのように判断を変えたと指摘されても仕方がないほどの事例だった。死者の人権を守る法医学者が、そのような意識では、鑑定する資質はないし、人格そのものさえ疑われるといってもいい。

では、いったいどっちが正しかったのか。

内因性のくも膜下出血なのか。

それとも外因性のくも膜下出血なのか。

医学的に整理すると、内因性のくも膜下出血は、脳底部の動脈瘤が破裂するケースが大半だ。

しかし、その動脈瘤が見当たらないケースが稀にある。その場合は、脳底動脈に着色水を注入すると、破綻した血管から着色水が漏れ出るので、出血部を確認することができる。

これは内因性の場合にあたる。

外因性の場合は、頭部に外力が加わり、頭蓋内の脳が揺さぶられ、脳挫傷や脳表面の血管が破綻して、くも膜下出血を起こすので、脳底部動脈瘤はない。あったとしても血管の破裂はない。

だからきちんと区別ができるのだが、それをやっていないか、そこまでの知識と経験がなかったのである。

すべての混乱の原因は、この死体解剖および鑑定結果にあった。

＊

「協力できそうです」

私は、目の前に座っておられる被害者の兄にそう返事をした。

「ありがとうございます」

そういって頭を下げられたきり、頭を上げようとしない。

初めて協力をしてくれる人が見つかったことがよほどうれしかったのだろう。

「大丈夫ですから」

私は頭を下げている相談者の肩に手をかけた。すると、被害者の兄の目から床に涙が落ちているのに気づいてはっとした。

思えば、彼は何年もの間、亡き妹のために、必死になってあちこちをかけずりまわっては、その度に否定され続けてきたのだ。

警察をはじめ、大学も、検察審査会も、また、妹の夫までもが、自分の気持ちを理解してくれない。たった一人で妹のために国家権力と闘ってきたのである。

その中で私という一人の協力者を得た兄は、藁にもすがる気持ちであったのだろう。

彼は、ようやく頭を上げた。そして頭を上げるなり、私の手を深く握りしめた。

「先生、ありがとうございます。私は本当に……」

涙を流しながら、彼はなぜ自分がここまでこだわるかを話しはじめた。

それはかつて日本が、「お国のため」を強く標榜していた戦争中の話だった。

＊

「私は戦時中、国のため、神風特攻隊を志願して滅私奉公してきました。自分の命は国家のもの、国のために自分にできることは何でもしようと戦ってきたのです。その国家が、今、私の話を聞こうとさえしないのです。それが国なのですか」

その悔しさや怒りで涙があふれていたのである。

私も同年代を生きてきたので、その気持ちは十分理解できた。

いつでも国家は国民にやさしくなければならない。

「話はよくわかりました。私の意見を近日中にまとめますから、二人でがんばりましょう」

＊

私は再鑑定を行い、以下のような意見書を作成した。

「右下腿部前面やや下方に、小手拳大の青紫色の皮下出血がある。その中央には、蒼白な帯状圧迫痕が見られ、何らかの模様を思わせる外傷がある。

この外傷は、比較的硬い模様を持つ鈍体が、右下腿部に強くぶつかったためにできたものと推測される。

したがって、このような物体が、右下腿部に強くたたきつけられるように作用したか、逆に右下腿部のほうが、その物体に衝突したことが考えられる。

それらは、交通事故による強い殴打のためか、高所からの墜落によってできるもので、決して単なる自己転倒などで形成されるような損傷ではない。

特に自己転倒の場合には、頭部や膝関節、肘関節などに擦過打撲傷を伴うことが多く、下腿部前面あるいは側面に強度の擦過打撲傷を生ずるようなことは少ない。

また両側頭部に打撲傷があるのは、単純な路上転倒によるものとは考えにくい。むしろ加速度を持った何らかの外力が本人に作用したものと思われる。

その際、頭部、顔面を手や腕でかばうと、その部位の表皮は保護される。しかし、そのようなかばい手をしたにもかかわらず、外傷性くも膜下出血を惹起しているので、その外力は強度であったと考えることができる。

以上のような理由から、検察審査会が『本人が交通事故に遭遇したと認めうる証拠は皆無で、体調異変のため、自己転倒した可能性が極めて高い』と結論づけていることに対しては、大いに反対するものである」

そして私はこう「まとめ」を書いた。

「死体所見（右下腿部前面の皮下出血、両側頭部打撲）、司法解剖による死因（外傷性くも膜下出血）から考えると、本人の体には比較的強い外力が作用して路上に転倒したことは明らかである。これらの所見と現場の状況をあわせて考えると、自転車を含むオートバイあるいは、その他の車両などとの接触による交通外傷の可能性が高いと判断する。少なくとも、検察審議会の結論である『内因性くも膜下出血による路上転倒』には大いに異議をとなえるところである」

被害者の兄は、私の鑑定書を警察はじめ関係者らに配布し、粘り強く訴え続けたが、時すでに遅く、検察審査会という最終判定がなされた後であったため、私の再鑑定書も取り上げられず、空振りに終わったのである。

十数年前に病死として処理された事案が再捜査されることはなかった。

彼の必死の努力は報われることなく終結した。

そして兄は、無念のまま三年前に亡くなった。

社会の仕組みの中で、極めて正当な理論が押し流されてしまったような、後味の悪い事件だった。

＊

今でもたまに彼の家の近くを通ることがある。

その度に、一生懸命に妹の無念を晴らそうと頑張った、彼のやさしいあの涙を思い出す。

あとがき

リンゴが枝から落ちるのを見て、ニュートンは落ちたのではなく、引力に引き寄せられたのだといった。誰の目にも落ちたとしか見えないから、それはそれで間違ってはないと思われるが、ニュートンは、それを万有引力という科学的理論で説明した。しかし今でもこれを引力だと表現するのは違和感があり、落ちたというのが一般的だろう。

科学は真相究明の学問だから、風情も情緒もないし、ごまかしや妥協も一切許されない。ひとつの自然現象を見間違えることなく観察し、理論的に説明する学問である。

これを法医学鑑定にたとえるならば、リンゴが落ちるのを見た人は第一鑑定人で、ニュートンは第二鑑定人に相当する。どちらが正しいかは、法廷で双方が論争し合い、最終的には、裁判官が判定することになる。したがって再鑑定にははじめから紛争はつきものである。

法律上でいわれる鑑定というのは、学識経験を有する裁判官の判断能力を補助するため、専門的見地から指定された事案の真偽、良否などを見定め、その判断を報告することである。

たとえば死体が発見され、警察署に通報されると警察官はただちに現場へ急行する。どこの誰がなぜ死んだのか、捜査がはじまる。

殺人の疑いがあれば一般的な行政検視ではなく、検察官検事の指導下で司法検視をすることになる。

現場保存が重要なので、真っ先に鑑識係が出勤し、現場の写真を撮り、指紋、血痕、足跡などさまざまな証拠採取の作業が行われる。死体は、現場で医師による死体検案（検死）が行われ、検察官はとりあえず立件するため司法解剖の手続きを取る。

裁判官から鑑定処分許可状の発付を受けて、法医学者の鑑定人を決め、鑑定項目（死因、死亡時間、損傷の有無、凶器の種類、その用法、毒物検査、血液型、ＤＮＡ、そのほか）を明記し、司法解剖を依頼する。

鑑定人は、鑑定項目に沿って、解剖しながら実態を詳細に記録し、死体所見の写真を添付したり、顕微鏡でミクロの状態まで調べ、血液、胃内容、尿など薬化学の検査を行い、総合的に判断して鑑定書を作成し、依頼された検察官検事に提出する。

複雑な検査に考察を加え、あるいは文献を引用するなどして鑑定書を作成するので、数カ月あるいは年単位になることもある。

検事は、これらを踏まえて法廷で弁護側（容疑者側）と論争することになる。裁判の結果、検察側が勝訴すると、敗訴した弁護側は判決に納得できない場合、控訴することになる。訴訟人は第一鑑定人の鑑定に異議や不満があるから、別の法医学者に鑑定を依頼することになる。これが再鑑定である。

逆に検察側が敗訴して控訴審になることもある。したがって権威ある法医学者が再鑑定人として選ばれる。

再鑑定の依頼や相談があると、まず事案の概要を聞き、参考資料を拝見する。とくに法医学鑑定書を精査する。本文でも繰り返したが、その資料の中に判断の誤りや矛盾があれば、反論可能であるから引き受けるが、正しい判断で矛盾がなければお断りをする。

依頼されたから引き受け、依頼人の要求に合わせた鑑定をするようなことは決してしない。それをやるのは邪道であり、真の法医学鑑定人とはいえないと私は思っている。

再鑑定の依頼は、検察側が多いが、弁護側の場合もあり、また裁判所からの依頼もある。

民事事件の場合は、保険金の支払いをめぐって保険会社と加入者側のトラブルが多い。

あるとき保険会社から専属の鑑定人になってほしいと頼まれたことがあった。

私は、専属というのは、会社側に有利な判断をすることが前提になるから引き受けられないとお断りをした。鑑定はあくまでも公正に真相を追究することなのでひとつの事案に真相はひとつしかない。二つあること自体、おかしなことであるからである。

裁判で、その鑑定が選択され、勝訴すれば、鑑定人は得意になって自慢話をするだろうが、敗訴すれば裁判批判の愚痴になる。しかし当事者らはもっと厳しい現実に直面する。

勝者と敗者にわけられる。敗者は納得するか否かは別として従わざるをえないのである。そう考えると再鑑定の影響は大きい。だからといって、ごまかしや妥協は許されない。職務の厳しさを感じさせられる瞬間でもある。

裁判の鑑定事例を見ると、それなりの言い分があって、話としては面白いが、実際の事実と理論で、相手方の誤りを指摘し、己の主張の正しさを立証し、誰にもわかるように説明し、真相を明らかにしていくので大変な苦労がある。

すべては一人の人権擁護のためであり、間違った判断は許されない。そこまで読者の皆様にご理解いただければ幸いである。

二〇一六年一月

上野正彦

上野正彦（うえのまさひこ）

1929年、茨城県生まれ。医学博士・元東京都監察医務院長。
東邦医科大学卒業後、日本大学医学部法医学教室に入る。1959年、東京都監察医務院監察医となり、84年同院長になる。30年間にわたって変死体の死因解明につとめ、浅沼稲次郎事件、三河島列車二重衝突事件、ホテルニュージャパン火災、日航機羽田沖墜落事件などを担当。これまでに2万件以上の検死と5千体以上の死体の解剖を行ってきた。1989年、監察医務院退官後に出版した『死体は語る』（時事通信社）は65万部を超える大ベストセラーになり、現在まで法医学評論家、作家としてテレビや各紙誌などで活躍するとともに、再鑑定では300件以上の案件を請け負い、度々逆転判決を勝ち取り、「上野鑑定」という言葉が生まれるほどの実績を残し続けている。
主な著書に『死体は切なく語る』『死体は悲しい愛を語る』（以上、小社刊）、『監察医の涙』（ポプラ社）、『監察医が書いた死体の教科書』（朝日新聞出版）など多数。

監察医《かんさつい》**が泣**《な》**いた死体**《したい》**の再鑑定**《さいかんてい》

平成28年3月7日　第1刷発行
平成28年9月9日　第5刷発行

著者 ―― 上野正彦《うえのまさひこ》

発行者 ―― 千石雅仁
発行所 ―― 東京書籍株式会社
東京都北区堀船2-17-1
郵便番号　114-8524
電話　03-5390-7531（営業）
03-5390-7526（編集）
URL＝ http://www.tokyo-shoseki.co.jp

印刷・製本 ―― 図書印刷株式会社

乱丁・落丁の場合はお取り替えいたします。

ISBN 978-4-487-80969-1 C0095